Miguel Almoril

GEGEN
JEDE
PROGNOSE

Meine Frau brachte nach einem schweren Unfall
im Koma ein gesundes Kind zur Welt
und kehrte zurück ins Leben

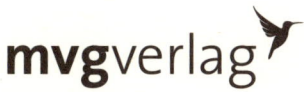

Miguel Almoril

Gegen jede Prognose

Bibliografische Information der Deutschen Nationalbibliothek:
Die Deutsche Nationalbibliothek verzeichnet diese Publikation in der Deutschen National-
bibliografie; detaillierte bibliografische Daten sind im Internet über http://d-nb.de abrufbar.

Für Fragen und Anregungen:
almoril@mvg-verlag.de

1. Auflage 2012

© der Originalausgabe 2012 by mvg Verlag, ein Imprint der Münchner Verlags-
gruppe GmbH, München,
Nymphenburger Straße 86
D-80636 München
Tel.: 089 651285-0
Fax: 089 652096

Manuskriptbearbeitung: Marion Appelt
Redaktion: Palma Müller-Scherf
Umschlagabbildung: iStockphoto
Umschlaggestaltung: Kristin Hoffmann
Satz: HJR, M. Zech, Landsberg am Lech
Druck: GGP Media GmbH, Pößneck
Printed in Germany

ISBN Print 978-3-86882-256-4
ISBN E-Book (PDF) 978-3-86415-268-9

Weitere Infos zum Thema

www.mvg-verlag.de
www.facebook.com/mvgverlag.de
www.twitter.com/mvgverlag

Gerne übersenden wir Ihnen unser aktuelles Verlagsprogramm.

INHALT

Meinen Eltern Dagmar und Lorenzo
und meiner Oma Rosi

YULIYA

An einem Samstagabend Mitte Oktober, ich steckte mitten in den Vorbereitungen für die kommende Triathlon-Saison und wollte am nächsten Morgen früh raus, klingelte mein Telefon. Mein Bruder war dran: »Hey Miguel, ich bin auf der Geburtstagsparty von Natalie und hier ist eine ganz tolle Frau. Sie gefällt dir garantiert.« – »Ach Sven, du weißt doch, dass ich morgen Rad fahren möchte. Ich bin schon im Bett.« – »Ich weiß, überleg es dir trotzdem noch mal. Sie ist genau dein Typ.« – »Keine Chance, ich komme nicht vorbei. Du hörst von mir, ciao!«

Sport spielt in meinem Leben eine große Rolle. Er ist für mich ein wichtiger Ausgleich und ich versuche, neben der Arbeit so oft es geht zu trainieren – Laufen, Schwimmen, Radfahren. So auch damals im Oktober 2008. Ich schlief bereits, als mein Telefon ein zweites Mal klingelte. Es muss gegen Mitternacht gewesen sein und wieder war mein inzwischen leicht angetrunkener Bruder am Apparat: »Hallo Miguel, ich bin es noch mal. Willst du nicht doch vorbeikommen? Die Frau ist der absolute Hammer!« – »Du weißt, dass ich morgen früh aufstehen will. Und jetzt lass mich endlich schlafen!«, antwortete ich Sven leicht genervt und legte auf. Mein Interesse an Frauen hielt sich zu diesem Zeitpunkt in Grenzen. Ich mag Frauen, keine Frage, doch ich hatte bis dahin kein großes Glück gehabt. Und die Erinnerung an meine letzte Beziehung war noch recht frisch und nicht eben positiv.

Die Hartnäckigkeit meines Bruders hatte mich jedoch neugierig gemacht. Also rief ich ihn am nächsten Tag nach meinem Training an, um Näheres über die »tolle Frau« auf der Party zu erfahren. Sven hörte gar nicht mehr auf, von ihr zu schwärmen, und nannte mir den Namen ihres Profils auf Wer-kennt-wen.de, wo ich auch registriert bin. Und tatsächlich, Sven hatte nicht übertrieben, im Gegenteil: Das Bild zeigte eine unglaublich hübsche Frau. Yuliya.

Wenig später machte ich mich gemeinsam mit meinen Eltern auf den Weg nach Spanien, um auch dort für die bevorstehende Saison zu trainieren. Mein Vater ist Spanier und meine Eltern haben in der Nähe von Tarragona ein Haus. Insbesondere in der kühlen Jahreszeit bietet es sich an, dort seinem Sport nachzugehen, zumal das Haus meiner Eltern einen Pool hat. Meinen Rechner hatte ich mitgenommen und irgendwann loggte ich mich bei Wer-kennt-wen.de ein. Yuliya hatte inzwischen auch mein Profil besucht, mich aber nicht kontaktiert. Ich ärgerte mich zwar darüber ein bisschen, was mich jedoch nicht davon abhielt, ihr zu schreiben. Außerdem war meine Neugier auf sie in der Zwischenzeit gewachsen. Wenig später antwortete sie mir – wer hätte das gedacht? Eine Weile tauschten wir Nachrichten aus und irgendwann fragte ich sie nach ihrer Telefonnummer, die sie mir auch umgehend schrieb. Nie werde ich vergessen, wie ich Yuliya das erste Mal anrief: Ich ging extra nach draußen, weil ich ungestört telefonieren wollte. Dabei stellte ich mich unter den Dachvorsprung in der Nähe des Pools, denn es regnete wie aus Kübeln. Dafür, dass es das erste Gespräch war, telefonierten wir recht lange. Wir verstanden uns auf Anhieb und ja, es hat gleich gefunkt. Unser Mailkontakt wurde immer intensiver, wir telefonierten nun jeden Tag und vereinbarten, dass wir uns treffen würden, sobald ich aus Spanien zurück sei. Einmal fragte ich Yuliya, ob ich sie küssen dürfte, wenn wir uns das erste Mal sehen. »Du kannst es ja mal probieren«, gab sie mir darauf zur Antwort. Eigentlich hatte ich vorgehabt, drei Wochen in Spanien zu bleiben, doch mich zog es nun plötzlich nach Hause. So überredete ich schließlich meine Eltern, früher abzureisen, denn wir waren mit einem Auto unterwegs. Ich rief Yuliya an und teilte ihr mit, dass ich meinen Urlaub nach zwei Wochen abbrechen und gleich am nächsten Tag zu ihr kommen würde. Das war der 2. November 2008.

Gesagt, getan. Wir packten unsere Sachen, setzten uns ins Auto und fuhren die ganze Nacht durch. Ich weiß nicht, wie oft Yuliya und ich miteinander telefonierten. Zu Hause angekommen, sprang ich unter die Dusche und fuhr direkt zu ihr. Ich war unglaublich aufgeregt. Als Yuliya dann vor mir stand, war ich restlos beeindruckt, denn ihr Anblick übertraf all meine Erwartungen. Zur Begrüßung umarmte ich sie – kein Kuss – und wusste sogleich: Sie ist die Frau meines Lebens. Wir waren sofort ein Paar, denn auch Yuliya war sich sicher, dass wir füreinander bestimmt sind.

Auch bei meinen früheren Partnerinnen hat es sich um kluge, gut aussehende Frauen gehandelt, doch Yuliya übertraf einfach alle. Sie arbeitete im Controlling einer Bank. Gemeinsam mit ihrem Vorgesetzten berichtete sie monatlich dem Vorstand, sprach Empfehlungen für die strategische Ausrichtung der Bank aus und war im hauseigenen Förderpool. Im Rahmen dieses Programms war sie, kurz nachdem wir uns kennengelernt hatten, einmal auf Fortbildung – die einzigen drei Tage, die wir uns seit unserem Kennenlernen nicht gesehen hatten.

Das, was uns neben der Begeisterung für den anderen gleich verbunden hat, waren der Sport und die Lust am Reisen. Innerhalb kürzester Zeit fuhren wir nach Madrid, Barcelona, Rom und Sevilla. Wir besuchten die Wartburg und die Schlösser König Ludwigs II. Bei all unseren Urlauben und Kurztrips entschieden wir uns für ein nettes Hotel und gingen schön essen.

Wir lachen über dieselben Dinge, sind neugierig, spontan und leben einfach gern. Selten habe ich eine Frau getroffen, die so offen ist und es so gut mit mir meint wie meine Yuliya. Wie jeder andere Mensch habe auch ich meine Macken, doch sie wusste von Anfang damit umzugehen, diplomatisch geschickt. Streit, Meinungsverschiedenheiten? Fehlanzeige, wir waren von Anfang an eins. Dazu trägt sicher bei, dass wir uns gegenseitig nie zu ernst genommen haben und dennoch stets auf den anderen eingegangen sind. Umgekehrt trage ich meinen Schatz auf Händen, denn Yuliya zu begegnen war das Größte, was mir in meinem Leben passiert ist.

Schnell stellten wir fest, dass wir auch ähnliche Werte und Ziele haben. Wir konnten uns beide vorstellen, zu heiraten und Kinder zu bekommen. Und da wir uns von Anfang an sicher waren, dass wir zusammengehören, zog Yuliya nach drei Monaten bei mir ein. Meine Wohnung befand sich damals im Haus meiner Eltern.

Meine Familie ist mir schon immer sehr, sehr wichtig gewesen. Mein Vater Lorenzo, meine Mutter Dagmar und mein jüngerer Bruder Sven. Einen ganz besonderen Stellenwert hat für mich meine Oma Rosi. Als Kind habe ich viel Zeit mit ihr verbracht, da meine Eltern beide berufstätig waren. Doch wie sehr sie alle für mich noch da sein würden, konnte im Herbst 2008 niemand erahnen.

Yuliya stammt ursprünglich aus der Ukraine. Nach ihrem Studium zur Diplomdolmetscherin für Englisch und Deutsch war sie 1999 nach Deutschland gekommen, zunächst als Aupair. Die Familie, bei der sie lebte, wohnte im Nachbarort. Anschließend studierte sie an der Fachhochschule Wiesbaden noch BWL. Ihre Freunde und die getrennt lebenden Eltern in der Heimat besuchte sie ein-, zweimal im Jahr. Neben ihrer besten Freundin Natalie und ihrer Großcousine Natascha zählten ihre Kolleginnen in der Bank zu ihrem Bekanntenkreis. Mit ihnen ging sie in der Mittagspause immer Kaffee trinken. Bevor wir uns kennenlernten, hatte sie sich von ihrem damaligen Mann getrennt.

Mit meinen Eltern verstand Yuliya sich auf Anhieb. Bislang war jede meiner Freundinnen gut von ihnen aufgenommen worden, doch meine Mutter und mein Vater spürten, dass es diesmal etwas anderes, dass es mehr war. Vielleicht lag es auch daran, dass Yuliya nicht nur ein positiver und liebenswerter, sondern wie ich auch ein Familienmensch ist.

Im Frühjahr 2009 machte ich ihr einen Heiratsantrag. Zu diesem Anlass hatte ich extra einen großen, flachen Teller besorgt, auf den ich mittig ein Bild von uns beiden drucken ließ. Außen herum stand: »Möchtest Du mich heiraten?« Den Teller brachte ich dann beim Italiener im Nachbarort vorbei und sagte zu dem Chef, dass Yuliyas Pizza – wir wollten am nächsten Abend dort essen – unbedingt darauf serviert werden müsste. Er versprach mir, persönlich dafür zu sorgen. Obwohl ich wusste, dass Yuliya nicht Nein sagen würde, war ich sehr gespannt, was für Augen mein Schatz machen würde. Wir bestellten und es gelang mir, meine Aufregung zu verbergen. Endlich kam unsere Pizza und Yuliya fing an zu essen. Der Chef stand hinter ihrem Rücken an die Theke gelehnt und sah uns gebannt zu. Nachdem Yuliya etwa ein Drittel ihrer Pizza aufgegessen hatte – die Beschriftung war schon gut zu lesen – wurde ich langsam unruhig. »Wann sieht sie es endlich?«, fragte ich mich. »Und, schmeckt dir die Pizza?«, wollte ich dann von ihr wissen. »Oh ja, alles prima. Schmeckt dir deine auch? Du bist so komisch«, antwortete sie. Der Inhaber der Pizzeria, der uns die ganze Zeit weiter zugesehen hatte, zog schon fragend Augenbrauen und Schultern hoch – auch er wollte wissen, was denn nun sei. Tja, und irgendwann hatte Yuliya ihre Pizza komplett aufgegessen. Dann nahm sie ihre Serviette, fuhr sich damit über die Lippen, legte sie auf den Teller und sah mich zufrieden an. »Sag mal, hast du dir deinen Teller nicht genauer angeguckt?«, fragte ich sie schließlich. »Nein, warum?«, reagierte sie erstaunt. »Was ist damit?« – »Nimm doch noch mal die Serviette runter, bitte.« – »Ja, und jetzt?«, fragte sie und guckte auf den Teller. »Ist dir wirklich nichts aufgefallen? Na, guck doch mal, was da draufsteht«, forderte ich sie mit einem Grinsen auf. »Was soll denn das sein?« Und nach einer Pause: »Oh Miguel, wie wunderbar! Aber sicher möchte ich dich heiraten. Ich liebe dich so sehr!« Sie stand auf, lief um den Tisch herum und schloss mich fest in ihre Arme. Mir fehlten die Worte, was bei mir so gut wie nie vorkommt. Als ich die Rechnung bezahlte, klopfte mir der Chef der Pizzeria erleichtert und anerkennend auf die Schulter und ich war stolz wie Oskar, als wir zum Auto gingen.

Relativ bald danach kamen wir auf das Thema Familienplanung zu sprechen. Ich sagte Yuliya, dass ich mir nicht vorstellen könnte, mit Kind weiterhin in der Wohnung unter dem Dach meiner Eltern zu wohnen. Also beschlossen wir, uns nach einem geeigneten Haus umzusehen. Im März begannen wir mit der Suche. Das erste Haus, das wir uns ansahen, sagte uns beiden spontan zu. Doch wir wollten einen Vergleich haben und besichtigten noch weitere Objekte. Schließlich haben wir uns doch für das erste Haus entschieden und begannen im Frühsommer mit der Renovierung. Wir machten vieles selber – Fenster und Türen wurden abgeschliffen und gestrichen, neue Leitungen gelegt, Böden aufbereitet etc. Die

Auswahl der Wandfarben, Lampen, der Innenausstattung lag ganz bei Yuliya. Sie hat einen guten Geschmack und weiß ganz genau, was sie will.

Der eigentliche Grund für den Hauskauf war unser Kinderwunsch gewesen. Den Sommer über waren wir vor allem mit den Arbeiten am und im Haus beschäftigt. In dieser Zeit meldete ich mich auch für den Ironman im kommenden Jahr in Frankfurt an. Dort mitzumachen war schon lange mein Traum gewesen: 3,8 Kilometer Schwimmen, 180 Kilometer Radfahren und 42 Kilometer Laufen. Yuliya wusste, dass man dafür viel trainieren muss, sodass es die einzige Teilnahme für längere Zeit sein sollte – danach würde auch für mich die Familie im Vordergrund stehen.

Da die Hausrenovierung viel Zeit in Anspruch nahm, machten wir erst im Oktober Urlaub in Spanien. Yuliya war nicht davon ausgegangen, dass sie schnell schwanger werden würde, sie hatte erst einen Monat zuvor die Pille abgesetzt. Im Haus meiner Eltern machte mein Schatz dann am 20. Oktober einen Schwangerschaftstest und er war – positiv! Wir freuten uns riesig und waren einfach nur glücklich, alles ließ sich bestens an. Nach unserer Rückkehr ging mein Schatz gleich zu ihrer Frauenärztin, die den 20. Juni 2010 als Geburtstermin ermittelte.

Ich werde nie das Gesicht meines Vaters vergessen, als wir ihm und meiner Mutter die frohe Botschaft überbrachten. Meine Eltern saßen an dem Abend vor dem Fernseher, als ich ihnen das erste Ultraschallbild unseres Kindes zeigte. Da es diese Möglichkeit der Untersuchung früher nicht gegeben hatte, schaute mich mein Vater verständnislos an: »Was ist das? Was willst du mir damit sagen?«, fragte er. »Na, das ist ein Ultraschallbild«, entgegnete meine Mutter. »Ganz genau, das erste Bild von unserem Kind. Yuliya ist schwanger!«, sagte ich stolz. Die beiden freuten sich mit uns, das war ein schönes Gefühl.

Die nächste Frage, die sich uns stellte, war die nach dem Hochzeitstermin. Wir entschieden uns für den 19. Dezember. Yuliyas Mutter Galina und ihren Vater Nicolai, die als ukrainische Staatsbürger ein Visum für die Einreise brauchten, luden wir umgehend ein, damit sie rechtzeitig zur Trauung da sein konnten. Galina sollte drei Monate bleiben, denn sie wollte uns bei den Arbeiten im Haus zur Hand gehen. Von der Schwangerschaft erzählte Yuliya ihnen noch nichts, das wollte sie persönlich machen. Auch die weiteren Vorbereitungen – Klärung der Formalitäten mit dem Standesamt, Gestaltung der Hochzeitskarten etc. – übernahm mein Schatz. Ich wusste, wo wir mit der Verwandtschaft und den Freunden feiern könnten, um das Essen und die Musik kümmerten sich meine Eltern. Als Trauzeugen waren mein Bruder Sven und Yuliyas beste Freundin Natalie vorgesehen. Für mich war die Hochzeit zu dem Zeitpunkt noch weit weg, da wir immer noch mit der Renovierung des Hauses beschäftigt waren – neben unserer vollen Berufstätigkeit. Einzugstermin sollte der Tag unserer Hochzeit sein. Um das zeitlich zu schaffen, hatte sich Yuliya, der die Vorfreude deutlich anzusehen war, ab dem 16. November Urlaub genommen. Ich sollte einen Tag später freihaben.

Galina, die ich bislang nur aus Erzählungen kannte, kam schon in der ersten Novemberwoche, um beim Renovieren zu helfen, und wohnte in der Zeit ebenfalls im Haus meiner Eltern. Da sie nur Russisch beziehungsweise Ukrainisch spricht, war es schwierig, sich mit ihr zu verständigen. Yuliya, ihre Freundin Natalie oder die Großcousine Natascha übersetzten für sie. In unserem neuen Zuhause strich Galina vor allem Wände und Heizkörper. Den Abend des 15. November verbrachten wir bei meiner Oma Rosi. Außer uns beiden waren noch mein Onkel Torsten, der Bruder meiner Mutter, und seine Frau Martina mit ihren beiden Söhnen da sowie Galina. Wir bestellten Pizza und es war ein sehr netter Abend. Wir haben sehr viel gelacht und auch meine zukünftige Schwiegermutter, die vorher eher zurückhaltend gewesen war, war gelöst und schien Spaß zu haben.

Gegen 22 Uhr machten wir uns zu dritt auf den Heimweg. Neben mir auf dem Beifahrersitz saß eine glückliche Yuliya. Zu Hause angekommen, fielen wir zufrieden und voller Vorfreude ins Bett. Wir nahmen uns in die Arme und während Yuliya mir noch erzählte, worum sie sich mit ihrer Mutter im Haus am nächsten Tag kümmern wollte, schlief ich auch schon einem Tag entgegen, der unser aller Leben von Grund auf verändern sollte.

CUT

Der folgende Tag begann für mich wie immer. Mein Wecker klingelte irgendwann zwischen 6 und 7 Uhr morgens. Ich arbeitete bei einem der führenden Kfz-Sachverständigen-Organisationen in der EDV-Abteilung. Am 16. November hatte ich Spätdienst. Das bedeutete, mein Arbeitstag begann um 10.30 Uhr. Normalerweise nutzte ich die Zeit davor, um Sport zu treiben, aber da es ein kühler, regnerischer Novembermorgen war, beschloss ich, auf dem Weg in die Firma bei unserem Haus vorbeizufahren und nach dem Rechten zu sehen. Yuliya hatte ja bereits Urlaub und blieb etwas länger im Bett liegen, kam aber später mit ihrer Mutter nach. Im Haus, unserer »Baustelle«, sahen wir uns dann nur kurz. Ihre Mutter strich im Keller eine Wand und mein Schatz sagte mir, dass sie im Laufe des Tages noch Farbe besorgen wolle. Ich verabschiedete mich mit einem Kuss und sagte ihr, dass ich sie liebe und sie im Laufe des Tages anrufen würde.

Auch in der Firma lief alles wie immer. Der Gedanke an unsere Hochzeit, den Umzug in unser gemeinsames Haus und unser Kind beflügelte mich, sodass ich mich mehr als sonst bemühte, alles so ordentlich wie möglich vor meinem Urlaub zu erledigen. Nach einem guten Jahr Beziehung mit Yuliya schwebten wir beide immer noch auf Wolke sieben. Alles war perfekt und ich war wunschlos glücklich.

Ich war gerade dabei, den Arbeitsplatz eines ehemaligen Kollegen abzubauen, als spätnachmittags mein Handy klingelte. »Spreche ich mit Herrn Almoril?« – »Ja, was ist?« – »Polizei Idstein.« – »Oh Mann, was hast du jetzt schon wieder angestellt? Wo bin ich diesmal zu schnell gefahren?«, schoss es mir durch den Kopf. »Sind Sie der Lebensgefährte von Yuliya Gregan?«, wollte man von mir wissen. »Ja, der bin ich. Worum geht es?«, erwiderte ich. »Ihre Freundin hatte einen Verkehrsunfall.« – »Oh, ist viel passiert?« – »Das können wir nicht genau sagen. Yuliya Gregan wurde nach Wiesbaden in die Klinik gebracht.« Da hätte es schon leise bei mir klingeln müssen. Doch da mein Schatz eine sichere Autofahrerin ist, ging ich von einem leichten Blechschaden und kleinen Kratzern bei ihr aus. Nichts Schlimmes.

Ich ließ alles stehen und liegen und berichtete meinem Teamleiter, was passiert war. Eigentlich hätte ich bis 18.30 Uhr arbeiten müssen, aber er ließ mich sofort gehen. Ich setzte mich ins Auto und fuhr zügig nach Wiesbaden. Unterwegs überlegte ich, was Yuliya passiert sein könnte. Ich stellte mir vor, dass sie vielleicht einen Auffahrunfall hatte oder dass sie etwas zu schnell gefahren war. Möglicherweise war sie oder jemand anders etwas unaufmerksam gewesen. Was ich erwartete, waren Prellungen, ein kleiner Schock und leichte Gesichtsverletzungen. Meinen Schatz würde ich sicher erst mal trösten müssen.

Nach einer guten Viertelstunde erreichte ich das Krankenhaus und parkte in der Nähe des Eingangs. Da ich dort selber schon operiert wurde, wusste ich, wo sich der Empfang befand. Dort sagte man mir, Yuliya läge auf der anästhesiologischen Intensivstation. Jetzt hätte es wirklich bei mir klingeln müssen.

Ich nahm die Treppe zu der Station im ersten Stock. Dort angekommen, musste ich zunächst klingeln. Danach war es möglich, die Tür aufzudrücken, sodass ich in die Besucherschleuse gelangte. Dort musste ich erneut klingeln, woraufhin sich eine weitere Tür öffnete und eine Schwester kam. Ihr sagte ich, wer ich sei und dass ich zu Yuliya Gregan wollte. Sie bat mich, kurz Platz zu nehmen, man würde mich holen.

Bei der Schleuse handelt es sich um einen Raum, wo Angehörige von Intensivpatienten darauf warten, zu ihnen gelassen zu werden. Das Zimmer hat keine Fenster und man hat eher das Gefühl, in einem Wartezimmer zu sitzen. Deutlich zu hören ist jedoch ein Piepen – das Geräusch von Maschinen, mit denen Leben aufrechterhalten wird. In diesem Moment dämmerte mir, dass mit Yuliya Furchtbares passiert war. »Was ist mit meinem Schatz? Wie geht es ihr? Was fehlt ihr alles?«, schoss es mir unablässig durch den Kopf. Dazu dieses permanente Piepen der Geräte, das meine Sorge und meine Unruhe noch verstärkte. Die Situation, in der ich mich befand, war vollkommen neu für mich. Bislang hatte nämlich weder in meiner Familie noch in meinem Freundes- und Bekanntenkreis jemand einen schweren Unfall erlitten. Das Warten empfand ich als unerträglich und ich wollte so schnell wie möglich zu Yuliya.

Nach etwa fünf Minuten, die mir vorkamen wie eine Ewigkeit, öffnete sich die Tür erneut. »Miguel Almoril? Guten Tag, ich bin Olaf Michaelis, einer der behandelnden Ärzte Ihrer Lebensgefährtin.« – »Was ist mit Yuliya? Kann ich sie sehen?«, wollte ich von ihm wissen. »Ich bin gekommen, um Sie zu ihr zu bringen, und werde Ihnen gleich alles erklären. Die Situation ist sehr ernst.« Yuliya war in einem Raum schräg gegenüber vom Besuchereingang untergebracht. Der Flur der Station, von dem viele Zimmer abgehen, ist sehr lang, ungefähr in der Mitte, ebenfalls schräg gegenüber von Yuliyas Raum, befindet sich eine Art Theke. Kein Tageslicht dringt in diese Station hinein, eine gespenstische Atmosphäre, die ich zu dem Zeitpunkt gar nicht richtig wahrnahm. Und da lag mein Schatz. Ein Anblick, der mir das Herz brach und den ich nie vergessen werde. Links von Yuliyas Bett standen Maschinen, von denen unzählige Schläuche in ihren Körper führten. Rechts davon befand sich eine Maschine, mit der sie künstlich beatmet wurde. Um ihren Hals war eine Halskrause gelegt. Aus ihrer Nase und ihren Ohren kam eine rosa Flüssigkeit – ein Gemisch aus Blut und Hirnflüssigkeit. Yuliyas Augen waren geschlossen und sie sah aus, als würde sie schlafen. Und anders, als ich erwartet hatte, hatte sie keine äußeren Verletzungen, nicht eine einzige. Was fehlte meinem Schatz nur?

Während wir bei Yuliya standen, klärte mich Dr. Michaelis, Oberarzt auf der Station, über ihren Zustand auf. Sie war mit schwersten Kopf- und Hirnverletzungen eingeliefert worden. Beim Unfall sei die linke Seite ihres Kopfes mit einer solchen Wucht aufgeprallt, dass die Wirbelsäule aus ihrer Verankerung im Hinterkopf – dem sogenannten Clivus, einem der härtesten Knochen des menschlichen Knochenbaus – beidseitig herausgerissen wurde. Außerdem hätte Yuliya einen Schädelbasisbruch, einen Hirninfarkt und ein Hirntrauma erlitten, hinzu kämen Hirnblutungen. Neben den Stirnlappen sei auch der Hirnstamm verletzt. Yuliya sei bewusstlos gewesen, als die Rettungssanitäter bei ihr eintrafen. Diese hatten einen Anfahrtsweg von nur etwa drei Minuten, mussten aber auf die Feuerwehr warten, damit die meinen Schatz freischnitten. Sie hätte da bereits aus beiden Ohren geblutet und unterwegs hatte man anhalten müssen, um sie zu intubieren. Während der weiteren Fahrt ins Krankenhaus – zwischen Unfallort und Klinik betrug die Entfernung 24 Kilometer, ein weiter Weg für einen Schwerverletzten – hätte sie stark aus dem Rachen geblutet. Bei der Untersuchung hätten die Ärzte festgestellt, dass der Bauchraum intakt geblieben sei und Yuliya keine Knochenverletzungen erlitten hatte. Auch ihre

Lunge und die Wirbelsäule seien nicht in Mitleidenschaft gezogen. Dr. Michaelis wies noch auf die Sonde hin, die man an Yuliyas Kopf hätte anbringen müssen. Dafür sei ein kleines Loch in ihren Schädel gebohrt worden, um den Hirndruck zu messen. Der sei bei Patienten mit Verletzungen wie bei Yuliya oft erhöht und müsse kontrolliert werden, um einer weiteren Schädigung des Gehirns vorzubeugen.

Als ich das alles hörte, kamen mir die Tränen. Ich hatte das Gefühl, in ein tiefes, tiefes Loch direkt in die Hölle zu fallen. Für mich brach eine Welt zusammen. Wie konnte es sein, dass mein Schatz von heute auf morgen in absoluter Lebensgefahr schwebte? Nach dem Aufwachen war doch alles wie immer gewesen, wir hatten uns so auf das gefreut, was vor uns lag. Unser Haus, die Heirat, unser Kind. Sie war doch die Frau meines Lebens! Wie konnte es zusammengehen, dass Yuliya nach außen hin unversehrt war, aber Verletzungen haben sollte, die nur ein Mensch von tausend überlebt?

Ich verließ Yuliyas Zimmer, um meine Eltern anzurufen. Von ihnen erfuhr ich, dass sie bereits auf dem Weg in die Klinik waren. Sie hatten mit den Kindern meines Bruders in Idstein die Nachmittagsvorstellung eines Weihnachtsfilms besucht. Mein Neffe Robin hatte anschließend vorgeschlagen, noch zu McDonald's zu gehen. Unterwegs erhielten sie einen Anruf der Polizei, die ihnen mitteilte, dass Yuliya einen schweren Verkehrsunfall gehabt hatte, ich bereits im Krankenhaus sei und nicht mehr nach Hause fahren könne. Sie sollten sich doch bitte ebenfalls schnellstmöglich dorthin begeben und sich um mich kümmern. Meine Eltern müssen anders als ich gleich gewusst haben, wie ernst die Situation war, denn obwohl sie ebenfalls den Weg kannten, verfuhren sie sich mehrmals.

Nachdem ich mit meinen Eltern telefoniert hatte, wartete ich auf sie vor dem Klinikeingang. Sie waren voller Sorge und nahmen mich erst mal in den Arm. Ich war total aufgelöst und nicht in der Lage, sie über Yuliyas Zustand zu informieren. Mein Vater blieb im Foyer bei den Kindern, während meine Mutter mit mir in den ersten Stock ging. Zusammen warteten wir in der Besucherschleuse, bis wir hereingeholt wurden. Ich habe keine Erinnerung daran, ob wir miteinander geredet haben, während wir dort saßen. Es war alles so irreal! Meine Mutter sagte mir im Nachhinein, dass ich so durcheinander war, dass ich das Ausmaß der Situation gar nicht erkannt hätte.

Nach etwa zehn Minuten kam eine Schwester und brachte uns zu Yuliya. Dr. Michaelis erklärte auch meiner Mutter ihre Verletzungen. Ihr kamen ebenfalls die Tränen, denn trotz schlimmster Erwartungen hatte sie es sich so nicht vorgestellt. Dr. Michaelis beschrieb ihr, was Yuliya fehlte, und versicherte uns mehrfach, man werde alles dafür tun, damit sie die Nacht überlebt. Und er wiederholte noch einmal mit ernster Miene, dass ihr Zustand sehr, sehr kritisch sei.

In der Zwischenzeit waren mein Onkel Torsten und seine Frau Martina zusammen mit Yuliyas Mutter Galina gekommen. An sie hatte ich gar nicht mehr gedacht. Sie muss lange in unserem Haus auf ihre Tochter gewartet haben. Yuliya hatte während der Renovierung nur kurz einkaufen und in den Baumarkt fahren wollen, um Farbe zu besorgen. Ob Galina versucht hat, meinen Schatz zu erreichen? Was mag in ihr vorgegangen sein? Galina ist der deutschen Sprache nicht mächtig, an wen hätte sie sich wenden können? Und dann der Schock, als sie Yuliya sah. Sie ist ein eher nüchterner Mensch, brach aber, nachdem ihr die inzwischen auch eingetroffene Großcousine Natascha die Verletzungen erläutert hatte, in lautes Wehklagen aus. Dieser unermessliche Schmerz, den wir alle fühlten, war unbeschreiblich. Niemand, der nicht in einer vergleichbaren Situation gewesen ist, wird das nachvollziehen können. Und ich wünsche niemandem, das jemals erleben zu müssen.

Ich weiß nicht, wie lange wir alle bei Yuliya blieben. Die Kinder meines Bruders hatte meine Schwägerin in der Zwischenzeit abgeholt. Nachdem ich meine Telefonnummer hinterlassen hatte, fuhren wir nach Hause. Mein Auto ließ ich in Wiesbaden stehen. Torsten und Martina nahmen Natascha mit. Zu viert traten wir den Heimweg an, mein saß Vater am Steuer, meine Mutter auf dem Beifahrersitz, Galina und ich saßen hinten. Während der Fahrt war jeder mit seinen eigenen Gedanken beschäftigt, keiner sagte ein Wort. Zu Hause angekommen, es muss gegen 23 Uhr gewesen sein, fragte mich meine Mutter, ob sie noch irgendetwas für mich tun könne. Ich schüttelte nur den Kopf und ging tieftraurig gleich nach oben, legte mich ins Bett.

Bevor ich einschlief, machte ich mir Vorwürfe. Hätte ich Yuliya noch häufiger sagen sollen, dass ich sie liebe? Und wie oft ich sie damit aufgezogen hatte, dass sie immer »tapazieren« sagte. Und vielleicht hätte ich auch darüber hinwegsehen sollen, dass das Essen eines Apfels nun mal Geräusche macht. Wie gern hatte Yuliya abends vor dem Fernseher Obst gegessen. Und was wäre so schlimm daran, nicht nur standesamtlich, sondern auch kirchlich zu heiraten, so wie Yuliya es sich wünschte?

Ich fühlte mich grauenhaft. Mein Telefon hatte ich neben das Bett gelegt. Die Angst davor, nachts einen Anruf zu bekommen, weil sich Yuliyas Zustand weiter verschlechtert hatte, war unvorstellbar groß. Würde sie jemals wieder gesund werden? Was würde der nächste Tag bringen? Wie sehr ich mir in diesem Moment gewünscht habe, alles sei nur ein schlechter Traum, kann man sich nicht vorstellen.

Akute Lebensgefahr

Das Aufstehen am nächsten Tag fiel mir schwer. Nachdem mein Wecker geklingelt hatte, schaute ich auf die andere Seite des Bettes. Keine Yuliya neben mir. Würde sie jemals wiederkommen? Mein Telefon hatte in der Nacht nicht geklingelt – ein gutes Zeichen, mein Schatz war noch am Leben. Der Gedanke daran beschwingte mich auf gewisse Weise, sodass ich mich schließlich aufraffen konnte, das Bett zu verlassen und runter zu meinen Eltern zu gehen. Sie saßen schweigend am Frühstückstisch. »Junge, möchtest du etwas essen?«, fragte mich mein Vater. »Nein, kein Hunger«, erwiderte ich.

Die Besuchszeit im Krankenhaus auf der Station, wo Yuliya lag, beginnt um 15 Uhr. Die Zeit davor wird für die Visite und ausführliche Untersuchungen genutzt, da es ausschließlich schwere Fälle sind, die dort liegen. Ich wollte nicht bis zum Nachmittag warten, um zu erfahren, wie es meinem Schatz ging. Also wählte ich die Nummer der Station und erfuhr, dass Yuliyas Zustand unverändert war, und so machte ich es auch in den folgenden Wochen, ich rief jeden Morgen zuerst im Krankenhaus an.

Als Ersten informierte ich Yuliyas Vorgesetzten in der Bank, Thomas Bauer, über ihren Unfall. Die beiden hatten die letzten drei Jahre ein Büro geteilt, eng zusammengearbeitet und sich sehr gut verstanden. Thomas kannte ich von einer Einladung zum Geburtstag und ich hatte ihn ein paarmal flüchtig in der Bank getroffen. Wir waren einander gleich sympathisch. Er war zunächst vollkommen sprachlos, nachdem ich ihm berichtet hatte, was passiert war. Seine Fassungslosigkeit wich bald großer Besorgnis und Anteilnahme. Gern hätte ich ihm Yuliyas Verfassung näher beschrieben, doch das Einzige, was ich ihm sagen konnte, war, dass es nicht gut aussah. Es fiel mir schwer, ihm das mitzuteilen, weil ich es mir selbst kaum eingestehen konnte. Im Grunde meines Herzens habe ich es wohl auch nicht wahrhaben wollen. Meine Stimme versagte mir mehrfach und ich war fix und fertig, als alles gesagt war und ich das Telefonat beenden konnte.

Dennoch rief ich anschließend noch meine Vorgesetzte an, die bereits von meinem Teamleiter erfahren hatte, dass Yuliya verunglückt war. Ich schätze sie sehr und die Nachricht löste bei ihr wie schon bei Thomas große Betroffenheit aus. Meine Chefin versicherte mir, dass man alles tun werde, um mich in dieser schweren Zeit zu unterstützen. Sollte es irgendetwas Konkretes geben, was man tun könne, sollte ich es sie wissen lassen. Und um das, was ich vor meinem Urlaub nicht mehr hatte erledigen können, sollte ich mir keine Gedanken machen, die Kollegen würden sich dessen annehmen. Wie Thomas Bauer wollte auch sie, dass ich sie auf dem Laufenden hielt.

Meinen Vater bat ich dann, mich zu meinem Hausarzt zu fahren, denn ich wollte mich krankschreiben lassen. Abgesehen davon, dass mein Wagen noch in Wiesbaden stand, war ich nicht in der Lage, Auto zu fahren. Im Nachhinein beschreiben mich die Menschen in meinem näheren Umfeld als vollkommen ferngesteuert damals. Das mag auch erklären, dass ich mich an vieles erst beim Schreiben des Buches erinnere. Ich muss es verdrängt haben, um die Schwere der Situation und die Angst, die dieser Einschnitt für uns alle mit sich brachte, aushalten zu können.

Nach unserer Rückkehr aus der Praxis ging ich wieder nach oben in unsere Wohnung. Ich schnappte mir meine Bettdecke und schaltete den Fernseher ein. Wenn ich nicht in der Klinik war, sollten das Sofa und mein Bett die Orte sein, wo ich mich nahezu ausschließlich aufhielt. Schaute ich nicht eine DVD – ich habe eine Vorliebe für Komödien – oder Fernsehen, habe ich geschlafen. Weil ich intensiv Sport treibe, wenn die Umstände es zulassen, hatte ich ein halbes Jahr lang bis zum Unfall Schlafstörungen gehabt. Doch ab dem 16. November fiel ich in Tiefschlaf, sobald ich zu Hause im Bett oder auf dem Sofa lag, denn die Situation forderte alles von mir.

Am frühen Nachmittag des folgenden Tages nach dem Unfall machten mein Vater, Galina und ich uns wieder auf den Weg nach Wiesbaden. Herein ließ uns diesmal der leitende Oberarzt der anästhesiologischen Intensivstation, Dr. Honigmann. Er führte uns zu Yuliya, wo bereits Dr. Michaelis, eine weitere Ärztin und ein Pfleger – Andreas, der sich hauptsächlich um meinen Schatz kümmerte – auf uns warteten. Die Mienen, in die wir blickten, waren genauso ernst wie am Vorabend. Um Yuliya eine Überlebenschance einzuräumen, hätte man sie bereits am Vortag in ein künstliches Koma versetzt. Dafür würde man ihr verschiedene Schlaf- und Schmerzmittel geben. Damit würde Yuliyas Gehirn der Stress genommen, der sich nach einem Unfall wie dem ihren einstellt. Ihr Kreislauf sei hingegen stabil und man gehe davon aus, dass die Blutungen aus Nase und Ohren auf den Clivus-Abriss zurückzuführen sind. Entsprechende Tamponaden würden sie aber stillen. Wegen des hohen Blutverlustes habe man ihr mehrere Transfusionen verabreichen müssen.

Nun war mein Schatz aber in der siebten Woche schwanger und man hatte keine Erfahrungswerte darüber, wie sich die Medikamente, auf die Yuliya jetzt angewiesen war, auf ungeborenes Leben auswirkten. In den ersten drei Monaten einer Schwangerschaft werden die Organe eines Kindes ausgebildet, eine für dessen Entwicklung sehr entscheidende Phase also. Man weiß, dass es durch die Gabe von Medikamenten zu Schäden sowie Fehl- und Missbildungen kommen kann. Priorität hat in so einer Situation immer das Leben und die Gesundheit der Mutter, denn ohne Mutter überlebt kein Kind. Unser Nachwuchs war für mich noch nicht greifbar, wohl weil auch noch nichts an Yuliya darauf hindeutete. Die Ärzte sagten außerdem, dass das Kind eventuell von allein abgeht oder es überlebt – mit welchen Schäden möglicherweise, wusste niemand. Für mich stand zu dem Zeitpunkt Yuliya im Vordergrund und es sollte alles dafür getan werden, dass sie überlebt.

Nachdem Ärzte und Pfleger gegangen waren, setzte ich mich zu meinem Schatz und nahm ihre Hand. Mein Vater nahm auf einem Stuhl am Fußende ihres Bettes Platz. »Ach Miguel, ich weiß gar nicht, was ich sagen soll«, murmelte er mit gesenktem Blick. »Ich weiß. Doch Yuliya ist stark und ich glaube an sie«, erwiderte ich so zuversichtlich wie möglich. »Einer von tausend überlebt Verletzungen wie diese. Das hat sie schon mal geschafft.« Und an Yuliya gewandt sagte ich: »Mein Schatz, du bist hier in den besten Händen und ich bin an deiner Seite, so oft es geht. Gemeinsam schaffen wir es, ganz bestimmt. Halte durch, für dich, für mich, für uns.«

Mein Vater war der Erste, dem ich sagte, dass ich nicht möchte, dass man vor Yuliya weint. Ihr ging es schlecht genug und ich wollte nicht, dass negative Emotionen oder Schwäche sie zusätzlich belasteten und ihr den Weg zurück ins Leben erschwerten. Sollte jemand vor ihr in Tränen ausbrechen, würde ich ihn oder sie hinauswerfen. Mich selbst nahm ich von dieser Regelung natürlich nicht aus.

Yuliya lag regungslos da, die Augen fest geschlossen. Man hätte meinen können, sie schliefe. Doch da waren diese Flüssigkeit, die aus Nase und Ohren rann, sowie die Geräusche der Maschinen, was der Atmosphäre und Yuliyas Anblick etwas Gespenstisches verlieh.

Ich weiß nicht, wie lange wir bei meinem Schatz blieben. Mein Vater verließ zwischenzeitlich das Zimmer, weil zwei Polizisten gekommen waren, um ihre Handtasche zu bringen. Bei Unfällen wie ihrem ist es zudem üblich, dass Blut entnommen und untersucht wird, um das bewusste Verschulden des Unfallverursachers, sprich Alkohol- oder Drogenkonsum, auszuschließen.

An die Handtasche hatte ich am Tag zuvor gar nicht mehr gedacht. Die Polizisten berichteten, wie sich der Unfall zugetragen hatte. Yuliya war mit normaler Geschwindigkeit gefahren. Die Straße, die sie zum Baumarkt genommen hatte, macht eine lang gezogene Rechtskurve. Dabei muss sie mit dem rechten Vorderreifen in die Begrünung am rechten seitlichen Fahrbahnrand gekommen sein. Da es an dem Morgen geregnet hatte und typisch für die Jahreszeit nasses Laub auf Straße und Begrenzung lag, muss sie mit ihrem Auto leicht ins Schleudern geraten sein. Mein Schatz hat wohl noch versucht gegenzusteuern, stieß jedoch mit der Beifahrerseite ihres Wagens in ein entgegenkommendes Fahrzeug. Den beiden Frauen, die darin saßen, ist abgesehen von leichten Prellungen in dem Bereich, wo der Gurt sitzt, nichts passiert. Ich bin froh, dass sie so großes Glück gehabt haben. Wie schnell ist es um Menschenleben geschehen.

In Yuliyas Handtasche habe ich erst viele Wochen nach ihrem Unfall geschaut. Sie gehört zu ihren persönlichen Dingen und ich bin ein Mensch, der die Privatsphäre anderer respektiert. Als ich schließlich wagte, einen Blick hineinzuwerfen, fand ich die Ohrringe, die ich Yuliya kurz nach unserem Kennenlernen geschenkt hatte. Wir waren damals auf dem Weihnachtsmarkt in Wiesbaden gewesen und dieser Ohrschmuck schien mir wie für sie gemacht. An jedem Ohrring hängt eine größere glänzende Perle. Die Ohrringe hatte sie am Tag des Unfalls getragen, einer davon war blutverschmiert und soll im Fußraum gelegen haben. Ich reinigte ihn und verwahrte beide gut, denn ich war überzeugt, mein Schatz würde die Ohrringe eines Tages wieder tragen.

Als mein Vater und ich uns von der Klinik auf den Weg nach Hause machten, war es draußen schon dunkel. Es fiel mir wahnsinnig schwer, meinen Schatz allein zu lassen. Schweren Herzens verließ ich meinen Platz an ihrer Seite, denn ich wusste, dass mir wieder ein Abend und eine Nacht bevorstanden voller Ungewissheit und der Angst davor, dass mein Handy klingelt und man mich ins Krankenhaus ruft, weil Yuliya gestorben ist. Wie gern hätte ich sie fest an mich gedrückt, doch sie durfte nicht bewegt werden. Nur den Pflegern und dem medizinischen Fachpersonal war es vorbehalten, ihre Position zu verändern. Es war nicht auszudenken, was eine falsche oder stärkere Berührung ihres Hals- und Kopfbereichs hätte auslösen können. Ganz sacht strich ich mit dem Handrücken über ihre Wange. Sie fühlte sich heiß an und war wie der Rest ihres Gesichts geschwollen. »Mein armer Schatz, morgen komme ich wieder. Bis dahin wirst du mindestens durchhalten. Ich liebe dich.« Aus dem Augenwinkel sah ich, wie sich mein Vater verstohlen die Augen wischte. Ich hatte ihn noch nie weinen sehen.

Mit in die Klinik genommen hatte ich einen Stapel Visitenkarten. Ich deponierte und brachte sie an allen möglichen

Stellen an – in Yuliyas Zimmer, an der Theke, wo sich die Monitore zur Überwachung der Patienten befinden, und ich weiß nicht, wo noch überall. Alle, die sich um meinen Schatz kümmerten, sollten wissen, wie sie mich erreichen konnten, sollte etwas mit ihr sein.

* * * * *

Als wir zu Hause ankamen, wollte ich eigentlich gleich ins Bett. Im Erdgeschoss trafen wir auf meine Mutter, die damals noch voll berufstätig war. Mein Vater war bereits in Rente, weshalb es ihm auch möglich war, mich in die Klinik zu begleiten und auch Galina dorthin zu bringen und abzuholen. Meine Mutter rief mich zu sich in die Küche, denn sie wollte wissen, wie es Yuliya ging. Sie schien sehr bedrückt. Den Grund dafür erfuhr ich erst ein gutes halbes Jahr später. Am 17. November hatte meine Mutter Yuliyas Hochzeitskleid in Empfang genommen, das sie gleich wieder zur Post brachte. Vom Büro aus hatte sie einen Tag später den Versand angerufen und erklärt, was meinem Schatz passiert war. Das Kleid war bereits bezahlt, was sie nicht wusste. Die Firma war sehr kulant und hat es zurückgenommen. Nur wenige Tage später kamen auch die Einladungen zu unserer Hochzeit, die wir hatten drucken lassen. Auch das hat mir meine Mutter lange vorenthalten. Erst als ich angefangen habe, das Buch zu schreiben, habe ich den Karton geöffnet und eine Einladungskarte in die Hand genommen, vorher war ich dazu nicht in der Lage gewesen.

Ich weiß nicht, was ich ohne meine Eltern gemacht hätte. Obwohl es in meiner Familie immer sehr lebendig zugegangen ist und jeder den anderen so nimmt, wie er ist, machte in dieser Situation jeder seinen Schmerz erst einmal mit sich aus. Ich glaube, anders hätte es und hätte jeder Einzelne nicht funktioniert. Was hätte es auch gebracht, sich zu beklagen? Der Unfall war passiert. Rückblickend würde ich sagen, wir haben uns nicht gegenseitig gestützt, sondern wir haben uns alle gut ergänzt und wir tun es heute noch. Mein Vater war derjenige, der mich oder Galina in die Klinik und wieder nach Hause gefahren hat. Meine Mutter, die jahrelang den Überblick über meinen Bürokram hatte, kümmerte sich nun auch um Yuliyas Belange. Niemand kann sich vorstellen, was alles anfällt, wenn ein nahestehender Mensch plötzlich aus der Mitte des Lebens gerissen wird. So musste beispielsweise Yuliyas Auto abgemeldet werden. Dafür braucht man den Fahrzeugschein, von dem wir nicht wussten, wo er sich befand. In dem Fall kam uns die Zulassungsstelle unkompliziert entgegen, sodass es auch ohne ging. Des Weiteren brauchten wir eine Vollmacht über Yuliyas Konto. Mein Schatz ging regelmäßig in Idstein ins Fitnessstudio, das monatlich einen Beitrag abbuchte. Als meine Mutter dort im Dezember anrief, um die Betreiber über ihren Unfall zu unterrichten, teilte man ihr mit, dass der Betrag für den laufenden Monat schon nicht mehr abgebucht worden wäre. Sie würden sich freuen, wenn Yuliya wiederkäme, nachdem sie alles überstanden hatte. Unvergesslich das Standesamt in Idstein, wo wir am 19. Dezember heiraten wollten. Sämtliche Kosten, die uns bereits entstanden waren, wurden rückerstattet. Und meine Mutter rührte es besonders, dass sie den Termin nicht strichen, sondern erst austragen wollten, nachdem der neue feststand.

Unbürokratische Hilfe und Entgegenkommen sind für Angehörige in so einer Situation unschätzbar wertvoll. Meinen Eltern wiederum, denen Yuliyas Unfall fast so nah ging wie mir, haben mein Onkel Torsten und seine Frau Martina zur

Seite gestanden. So waren sie in der Lage, für mich da zu sein und mir, wo es ging, den Rücken freizuhalten. Sie haben mich wahnsinnig entlastet und mir allein dadurch, dass sie da waren, Kraft gegeben. Die Welt wäre sicher eine bessere, wenn alle Eltern so wären wie meine.

Die nächsten Tage unterschieden sich nicht besonders voneinander. Yuliyas Zustand war immer noch lebensbedrohlich, ihre Augen waren nach wie vor geschlossen und nichts deutete darauf hin, dass in absehbarer Zeit eine Wende zum Besseren eintreten würde. Meine Mutter ging zur Arbeit, mein Vater, Galina und ich machten uns nach dem Mittagessen auf den Weg nach Wiesbaden und blieben bis zum Abend bei meinem Schatz. Mit Yuliyas und meinem Arbeitgeber stand ich in regelmäßigem Kontakt.

Neben den ohnehin schon schweren Verletzungen, die mein Schatz erlitten hatte, kam am fünften Tag nach dem Unfall eine weitere Komplikation hinzu – ein sehr, sehr stark erhöhter Hirndruck. Zwei Ärzte klärten mich darüber auf, dass dadurch Zellen und ganze Areale des Gehirns zerstört werden könnten. Um das zu vermeiden, müsste möglicherweise Yuliyas Schädeldecke geöffnet werden. Diese Vorstellung empfand ich als unerträglich, ich hatte eine wahnsinnige Angst um Yuliya. Das, was ich den Ärzten von Anfang an hoch anrechnete, war ihre Offenheit. Sie gaben mir unmissverständlich zu verstehen, dass es ihrer Erfahrung nach sehr schlecht um Yuliya stand und dass ihr Zustand sehr kritisch war. Doch ich vertraute ihnen blind, auch wenn mir niemand Hoffnung machte.

Ich baute jedoch nicht nur auf das Wissen und die Umsicht der Ärzte. Ich setzte auch auf die Errungenschaften der modernen Medizin. Keine Ahnung, wie viele Zugänge gelegt worden waren. Über eine Kanüle wurde sekundengenau Yuliyas Blutdruck gemessen. Mithilfe von Infusionsnadeln wurde sie ernährt und mit Medikamenten versorgt. Sie war an ein EKG angeschlossen, wurde immer noch künstlich beatmet, stündlich wurden ihre Pupillen kontrolliert und die Sauerstoffsättigung überprüft. Außerdem hatte sie einen Blasenkatheter, da sie keine Kontrolle über ihre Harnblasenfunktion hatte. Diese wird von Gehirn (und Rückenmark) gesteuert. Andreas, ihr Pfleger, strahlte eine große Ruhe aus, was mir ein gutes Gefühl gab.

Am 23. November kamen die Ärzte auf die Beatmungssituation zu sprechen. So, wie es aussah, musste Yuliya auf unabsehbare Zeit künstlich beatmet werden. Bei langzeitbeatmeten Patienten ist es üblich, einen Luftröhrenschnitt zu machen, um sie pflegerisch besser versorgen zu können und um Kehlkopfschäden zu vermeiden. Das sei ein Routineeingriff, so wurde mir erklärt. Er sei wichtig, da durch den Clivus-Abriss der Nasen-Rachen-Raum stark verletzt wurde.

Zwei Tage später wurde außerdem eine PEG-Sonde, ein künstlicher Zugang, durch die Bauchdecke in den Magen gelegt, über die Yuliya kontinuierlich Sondenkost und Flüssigkeit gegeben werden konnte, denn lang andauernde Schluck- und Essstörungen waren zu erwarten. Vorher war sie mithilfe einer Magensonde durch die Nase ernährt worden. Von beiden Maßnahmen versprach man sich ein schnelleres Abheilen der Wunde.

In diesem Zusammenhang sollte ich erwähnen, dass Yuliyas Mutter mir sofort die gesetzliche Vertretung überlassen hatte. Yuliya und ich waren nicht verheiratet, als der Unfall geschah, und Galina war ihre nächste Angehörige. Von Rechts wegen hätte sie für meinen Schatz entscheiden müssen. Für mich zeugte das von Größe und Vertrauen, denn Galina und ich hatten uns noch gar nicht richtig kennengelernt und uns auch aufgrund der Sprachbarriere nicht groß miteinander verständigen können. Sie muss gespürt haben, wie wichtig Yuliya mir ist und wie nah wir uns schon selbst nach der kurzen Zeit unseres Zusammenseins waren.

Vielleicht erschien ihr die Verantwortung auch zu groß. Überfordert mit der Situation waren wir alle. Nur so kann ich mir erklären, dass Galina als ein, wie ich von Yuliya erfahren hatte, nicht-gläubiger Mensch einen russisch-orthodoxen Geistlichen zu Yuliya ließ. Sie muss sehr verzweifelt gewesen sein, denn mein Schatz schwebte zu diesem Zeitpunkt noch immer in akuter Lebensgefahr und sollte nicht bewegt werden. Sie hätte sterben können.

In Wiesbaden gibt es eine große russisch-orthodoxe Gemeinde und Galina hatte sich dorthin begeben, um für Yuliya zu beten. Dabei wurde sie von einem Geistlichen angesprochen. Sie muss ihm ihr Herz ausgeschüttet haben, denn er bot Galina an, mit in die Klinik zu kommen. Das Ganze passierte ohne mein Wissen. Ich saß neben Yuliyas Bett, als plötzlich die Tür aufging und Galina mit einem bärtigen, schwarz gekleideten älteren Mann hereinkam. Die beiden sprachen Russisch miteinander. Galinas Augen waren stark gerötet und sie wies auf meinen Schatz. Zunächst las er aus der Bibel vor, dann besprenkelte er Yuliya mit vermutlich geweihtem Wasser. Und anschließend berührte er sie, klopfte auf ihre Arme und Beine. Ich war fassungslos. Wusste er nicht, dass er das nicht durfte? Und was sollte das bringen? Hatte Galina ihm nicht gesagt, welch große Gefahr für meinen Schatz eine unbedachte Bewegung bedeuten konnte? Ich versuchte, den Mann von seinem Tun abzuhalten, doch ohne Erfolg. Da ich grundsätzlich nicht Hand gegenüber anderen erhebe, verließ ich das Zimmer. Ich rannte zu dem diensthabenden Arzt und erzählte, was sich gerade bei

Yuliya abspielte. Er begleitete mich, sagte mir jedoch auf dem Weg dorthin, dass sie dies nicht unterbinden dürften – es sei denn, jemand würde grob fahrlässig handeln. »Wie grob fahrlässig?«, fragte ich ihn. »Herr Almoril, es ist noch durchaus im Rahmen«, versuchte er mich zu beruhigen. »Was? Yuliya könnte dadurch sterben! Und Sie lassen das einfach geschehen?«, versuchte ich ihn zum Einschreiten zu bewegen. »Herr Almoril, es ist ihre Mutter. Wahrscheinlich fragt sie sich, ob sie Yuliya jemals lebend wiedersieht. Es ist ihr Recht, dass sie geistlichen Beistand holt. Dagegen dürfen wir von Gesetzes wegen nicht einschreiten. Es tut mir leid.« Ich war sprachlos. In welchem Land leben wir? Nicht nur, dass diese »Maßnahme« Yuliyas Tod hätte bedeuten können. Ich hatte zudem das Gefühl, man würde ihr die letzte Ölung verabreichen. Mir blieb nichts anderes übrig, als tatenlos zuzusehen und zu hoffen, dass sie es gut übersteht. Am liebsten hätte ich den Geistlichen und Yuliyas Mutter in dem Moment hinausgeworfen und sie nie wieder zu meinem Schatz gelassen.

Anfang Dezember rief mich meine Vorgesetzte an. Sie schlug vor, dass wir uns in der Cafeteria des Krankenhauses zusammensetzen sollten, um über meine bevorstehende Rückkehr in die Firma zu sprechen. Meine Krankschreibung lief bald aus und ich war dankbar, dass sie von sich aus auf mich zukam. Wenige Tage später war es so weit und ich traf meine Chefin und meinen Teamleiter in der Klinik. Nachdem ich ihnen kurz den aktuellen Stand geschildert hatte, kamen sie ohne Umschweife zur Sache: »Miguel, wir als Arbeitgeber stehen voll hinter dir. Auch wenn es noch eine Weile dauert, bis du den Unfall verarbeitet hast und mit der Situation zurechtkommst – nimm dir die Zeit, die du brauchst. Wir haben mit der Geschäftsführung gesprochen und wir sind zu dem Schluss gekommen, dass du entscheiden sollst, wann du wiederkommst. Wenn du möchtest, kannst du auch erst mal Teilzeit arbeiten.« Das verschlug mir zunächst die Sprache, damit hatte ich nicht gerechnet. »Vielen Dank, aber das ist nicht nötig. Vor 15 Uhr kann ich ohnehin nicht zu Yuliya. Mir ist schon damit geholfen, wenn ich eine halbe Stunde früher zum Frühdienst kommen kann, also schon um 7 Uhr anfange zu arbeiten, dann kann ich entsprechend früher gehen.« Meine Vorgesetzte lächelte mich an. »Wir meinen es so, wie ich es sage. Du musst dir um deinen Arbeitsplatz keine Sorgen machen. Du hast alle Freiheiten, deine Arbeitszeit so zu gestalten, wie du möchtest. Du kannst gern auch später auf unser Angebot zurückkommen, sollte es die Situation erfordern.« – »Nein, vielen Dank. Ich möchte, sobald ich nicht mehr krankgeschrieben bin, wieder voll arbeiten, jedoch nicht im Spätdienst. Denkt an uns, das können wir momentan am meisten gebrauchen«, erwiderte ich. Zum Abschied versprach ich, sie bis zu meiner Rückkehr in die Firma wie gehabt regelmäßig über die weitere Entwicklung zu informieren.

* * * * *

Das, was den Ärzten immer wieder Sorgen bereitete, war der erhöhte Hirndruck. Man hatte sich bislang nicht dafür entschieden, die Schädeldecke zu öffnen, da der Hirndruck mal mehr, mal weniger erhöht war. Ich weiß nicht, wie oft ich nachmittags ins Krankenhaus kam und man mir mitteilte, dass Yuliyas Zustand in der Nacht zuvor wieder sehr, sehr kritisch gewesen sei. Man hatte erneut keine Rücksicht auf unser Kind nehmen können und Yuliya eine hohe Dosis an Medikamenten geben müssen, um den Hirndruck zu senken.

Das betraf die immer wiederkehrende Frage, was mit dem ungeborenen Leben geschehen sollte. Ich war inzwischen dazu übergegangen, meinem Schatz aus den Schwangerschaftsbüchern vorzulesen, die sie zur Vorbereitung auf unsere Zeit zu dritt gekauft hatte. Dabei wählte ich jeweils die Kapitel aus, die die Entwicklungsphase beschrieben, in der sich Yuliya und unser Kind gerade befanden. Allein der Schaden, den man demnach durch Rauchen und Alkohol einem Ungeborenen zufügt, ist immens. Und unserem Kind wurden nun über einen langen Zeitraum die härtesten Drogen in großer Menge verabreicht.

Über mehrere Ecken hatte ich von einer Frau gehört, die ein Mädchen als Pflegekind aufgenommen hatte, dessen Mutter während der Schwangerschaft Heroin konsumiert hatte. Nach Aussage der Pflegemutter würde die Kleine sich normal entwickeln und keinerlei Verhaltensauffälligkeiten zeigen. Das machte mir ein bisschen Mut, doch konnte ich von diesem Mädchen auf unser Kind schließen? Jeder Fall liegt anders und es spielt eine Vielzahl von Faktoren eine Rolle. Natürlich suchte ich auch im Internet nach Informationen. Doch das nahm nur Zeit in Anspruch und hinterher hatte ich das Gefühl, genauso schlau zu sein wie vorher. Es gab auch Menschen in meinem Umfeld, die sagten: »Hey Miguel, Kinder könnt ihr immer noch machen. Warte doch erst mal ab, bis Yuliya wieder gesund ist.«

Im Nachhinein erfuhr ich, dass sich die Ärzte – Gynäkologen, Neurochirurgen, Neurologen und Anästhesisten – seit Yuliyas Aufnahme regelmäßig die Köpfe heißgeredet und kontrovers diskutiert haben, welche Empfehlung sie aussprechen sollten. Herr Dr. Michaelis hatte auch Kontakt zu einer embryotoxikologischen Beratungsstelle in Berlin. Dort hatte man jedoch keine Langzeiterfahrung mit der

Verabreichung von Medikamenten an Schwangere, wie Yuliya sie bekam. Denn mit werdenden Müttern werden keine Studien durchgeführt, sodass keiner sagen konnte, wie sich Opiate und Morphine über einen langen Zeitraum auf das ungeborene Leben und dessen Entwicklung auswirken können. Würde unser Wunschkind Yuliyas Behandlung unbeschadet überstehen? Würde es behindert werden? Das, was man mit Sicherheit sagen konnte, war, dass Yuliyas Leben durch die Schwangerschaft nicht gefährdet war. Und die regelmäßig durchgeführten Ultraschalluntersuchungen zeigten, dass unser Kind aktiv war und eine normale Größe hatte. Doch zu etwas raten konnten und wollten die Ärzte nicht. Unter normalen Umständen kann man bis zur zwölften Woche abtreiben. Ich hatte schon immer die Einstellung, dass jede Frau für sich entscheiden soll, ob sie ein Kind austragen will oder nicht. In Fällen wie bei Yuliya oder einer Vergewaltigung gibt es jedoch eine Klausel, wonach man vier Wochen länger Zeit hat. Eine Hilfe bei der Entscheidungsfindung war die Frist für mich aber nicht. Ich erzählte auch Menschen, die ich über Yuliyas Zustand auf dem Laufenden hielt, von meinem Dilemma. Aber auch sie konnten mir keinen Rat geben. Das Einzige, was sie für mich tun konnten, war zuzuhören.

Meine Familie stand bei allem geschlossen hinter mir. Was jedoch die Fortsetzung der Schwangerschaft anbetraf, war meine Mutter skeptisch. Sie fragte sich als Einzige, was uns erwarten würde, sollte Yuliya schwer gehandicapt überleben und unser Kind behindert sein. So offen hat sie ihre Bedenken zwar nie ausgesprochen, doch ich wusste, dass sie Vorbehalte hatte.

Die Einzige, deren Rat ich gebraucht hätte, war Yuliya. Wie gern hätte ich mich mit ihr ausgetauscht. Wie oft ich an ihrer

Seite saß und ihr ins Ohr flüsterte: »Hey mein Schatz. Was möchtest du? Bist du dafür, unser Kind auszutragen? Yuliya, komm bitte zurück. Ich möchte die Entscheidung nicht allein treffen. Warum haben wir nie darüber gesprochen? Dann wüsste ich, was du dir vorstellst. Lass mich damit bitte nicht allein.« Wie oft ich nach einem Hinweis suchte, auf ein Zeichen von ihr wartete – doch nichts geschah. Ich war allein und trug die Verantwortung für das Leben meines Schatzes und unseres ungeborenen Kindes.

Am 7. Dezember entschied ich mich für unser Kind. Trotz des weiterhin bestehenden Problems: den erhöhten Hirndruck.

Zeit bis Jahresende

An einem Tag war der Hirndruck bei Yuliya wieder sehr hoch. Die Sorge der Ärzte um meinen Schatz war ihnen deutlich anzusehen. »Herr Almoril, bislang wissen wir nicht, worauf der hohe Hirndruck zurückzuführen ist«, legte mir der leitende Oberarzt Dr. Honigmann die Situation dar. »Welche Möglichkeit sehen Sie? Was kann man tun?«, fragte ich ihn. »Wir müssten weitere Untersuchungen durchführen, denn allein durch die Gabe der hirndrucksenkenden Mittel werden wir Yuliya Gregan nicht helfen können«, fuhr er fort. »Außerdem sind die für die tiefe Sedierung erforderlichen Medikamente auch nicht gut fürs Kind, auch wenn es sich bislang normal zu entwickeln scheint.« Ich schaute ihn an und wollte wissen, welche Untersuchungen zur Wahl stünden. »Wie wir Ihnen zu Anfang bereits sagten, sind auch hier die Möglichkeiten durch die Schwangerschaft begrenzt. Ein CT ist nicht möglich, da die damit einhergehende Strahlenbelastung fürs ungeborene Leben einfach zu hoch wäre. Sie übersteigt die des normalen Röntgens um ein Vielfaches. Ein MRT, ein zu Diagnosezwecken bildgebendes Verfahren, können wir auch nicht machen, denn durch das künstliche Koma, in das wir Ihre Lebensgefährtin versetzt haben, muss sie künstlich beatmet werden. Und die Maschine darf nicht in den entsprechenden Raum wegen des Magnetfelds.«

Wer sollte Yuliya helfen, wenn nicht die Ärzte? Ihnen schienen im Moment die Hände gebunden. Doch ihre Aufrichtigkeit half mir enorm, den Ernst der Lage zu akzeptieren.

Sie machten mir nichts vor, wichen meinen Fragen aber auch nicht aus, ohne mir die Hoffnung zu nehmen und ohne diese jemals geweckt zu haben. Hoffnung hatte ich dennoch von Anfang an, ebenso wie ich an meinen Schatz und ihre Stärke geglaubt habe. Das sagte ich auch immer wieder den Ärzten und Pflegern: »Yuliya wird es schaffen!«

Drei Tage später, mein Vater, Galina und ich betraten gerade die Station, kam uns Dr. Michaelis entgegen. »Wir haben gute Nachrichten. Heute Morgen war der Hirndruck Ihrer Freundin ausreichend niedrig, sodass wir ein MRT haben durchführen können«, begrüßte er uns. »Andreas ist mit ihr in die Röhre und hat Yuliya Gregan manuell beatmet. Das Ganze verlief problemlos, auch ihr Kreislauf ist stabil geblieben.« Ich fühlte eine große Erleichterung. »Was kam bei der Untersuchung heraus? Kann man Yuliya helfen?« Ja, das könnte man. Bei dem Unfall hätte sich in Yuliyas Kopf eine sogenannte Fistel gebildet, die ihr zunächst das Leben gerettet hat. Dabei handelt es sich um ein Blutgefäß, das im Kopf eine Vene mit einer Arterie verbindet. Deshalb ist Yuliya am Unfallort auch nicht verblutet. Diese Fistel wäre wiederum für den erhöhten Hirndruck verantwortlich, wogegen man etwas tun müsse. Das bedeutete, die Verbindung zwischen den beiden Gefäßen müsste getrennt werden, da sonst die Vene reißen und Yuliya daraufhin verbluten könnte. In der Uniklinik Frankfurt gäbe es Experten, die den Eingriff vornehmen würden.

Das musste erst mal verdaut werden. Mir machte der Gedanke zunächst Angst. Bedeutete der Transport nach Frankfurt und zurück nicht ein großes Risiko für Yuliya? Auch die bevorstehende Operation war nicht ohne, selbst wenn es für die Chirurgen ein Routineeingriff war. Was ist, wenn meinem Schatz dabei etwas passiert?

Als ich wenig später zu Yuliya ging, versuchte ich, sie meine neue Sorge nicht spüren zu lassen. Wie immer nahm ich ihre Hand, las ihr vor und flüsterte ihr ins Ohr, dass ich sie liebe. Alle seien gedanklich bei ihr und seien überzeugt, dass sie bald wiederkommt.

Yuliyas behandelnde Ärzte gaben die Befunde an ihre Kollegen in Frankfurt weiter. Ich fuhr selber zur Uniklinik, um mir die Operation, die als Coiling bezeichnet wird, erklären zu lassen. Die Atmosphäre dort war eine ganz andere als im Krankenhaus in Wiesbaden. Alles war viel größer, auf der Station waren viel mehr Betten. Alles war sehr anonym, die fehlende Vertrautheit hatte etwas Einschüchterndes und machte mir zusätzlich Angst.

Kurz darauf wurde Yuliya mit einem Hubschrauber nach Frankfurt gebracht. Nachdem sie sich vom Transport erholt hatte, wurden noch ein paar Untersuchungen durchgeführt, und als sie stabil war, wurde sie operiert. Beim Eingriff selbst verabreichte man Yuliya zunächst ein Kontrastmittel. Anschließend wurde bei ihr über die Leiste ein Draht eingeführt, vorbei an ihrem Herzen, durch den Hals bis in den Kopf. Dort verschloss man dann die Verbindung zwischen Vene und Arterie. Alles verlief problemlos und nachdem sich mein Schatz von dem Eingriff erholt hatte, wurde sie wieder nach Wiesbaden zurückgeflogen. Ich war ungeheuer stolz auf Yuliya – und erleichtert, dass es gut gegangen war. Nun würde es aufwärtsgehen und in einem halben Jahr wäre sie wieder die alte. Einem der behandelnden Ärzte gegenüber brachte ich meine Freude und große Zuversicht zum Ausdruck. Nachdenklich sah er mich an: »Herr Almoril, zu viel Hoffnung sollten Sie sich nicht machen. In der Regel geht es zwei Schritte vor und einen zurück. Der Zustand Ihrer Lebensgefährtin ist nach wie vor kritisch.«

In der zweiten Dezemberwoche hatte ich wieder angefangen zu arbeiten. Wie mit meinen Kollegen besprochen, fing ich morgens um 7 Uhr an, um rechtzeitig bei Yuliya in der Klinik sein zu können. Selber fahren konnte ich zu dem Zeitpunkt wieder, sodass ich nicht mehr auf meinen Vater angewiesen war. Telefonisch hatte ich meine Vorgesetzte auf dem Laufenden gehalten und es tat in gewisser Weise gut, wieder in die Firma zu kommen. Es hatte etwas von Normalität. Die Reaktionen meiner Kollegen waren unterschiedlich. Da ich in der EDV-Abteilung tätig bin, kenne ich alle und verstehe mich mit allen gut. Alle wussten von Yuliyas Unfall und manche zeigten Anteilnahme und großes Interesse daran, wie es ihr ging. Es gab auch solche, die Berührungsängste hatten, was ich keinem übel nehme. Dem einen oder anderen sagte ich offen, dass sie mich ruhig nach Yuliyas Befinden fragen könnten. Darüber zu reden war für mich befreiend. Rückblickend glaube ich, dass ich zu dem Zeitpunkt angefangen habe, das Ganze zu verarbeiten und überhaupt erst zu realisieren, was uns Schlimmes passiert war. Schwierig wurde für mich jedoch das Heimkommen abends. In unserer Wohnung brannte Licht und es war nicht wie vor dem 16. November Yuliya, die mich zu Hause erwartete, sondern ihre Mutter. Es war mir immer bewusst, dass es für sie sehr schwer gewesen sein muss, ihre einzige Tochter daliegen zu sehen, Ausgang ungewiss. Zusätzlich befand sie sich in einem ihr fremden Land, wo sie die Sprache nicht verstand. Sie tat mir leid, doch ich konnte ihr nicht helfen und es belastete mich, sie und ihre Verzweiflung um mich zu haben.

Unser Haus zu betreten, geschweige denn mich weiter um die Renovierung zu kümmern, war absolut undenkbar für mich. Ich sagte allen, die daran beteiligt waren, sie sollten es so weiter handhaben, wie mein Schatz es gesagt hatte. Sollte ich jemals das Haus wieder betreten, dann nur mit einer gesunden Yuliya an meiner Seite. Es war unser gemeinsames Heim und ohne sie ging gar nichts.

Es muss auch in der zweiten Dezemberwoche gewesen sein, als ich bei der Bank vorbeifuhr, wo Yuliya gearbeitet hatte. Der Ressortleiter des Bereichs, in dem sie tätig gewesen war, sagte mir gleich zu, dass sie jederzeit ihre alte Stelle wiederhaben könnte. Man hoffe sehr, dass sie wieder gesund wird, denn man setze große Stücke auf Yuliyas Kompetenz und habe sie als Nachwuchsführungskraft fest eingeplant. Sie sei als Mensch und Mitarbeiterin eine große Bereicherung für die Bank und für alle, die dort beschäftigt sind. Ich sprach auch mit ihrem direkten Vorgesetzten Thomas Bauer. Nachdem ich einen Teil ihrer persönlichen Dinge wie die Fotos aus ihrer Schreibtischunterlage eingesteckt hatte, begleitete er mich noch bis zum Parkplatz. Auch er drückte mir noch mal seine Betroffenheit aus und sagte, dass er viel an Yuliya denke und sie vermisse. Dabei kamen ihm die Tränen, woraufhin ich ebenfalls weinen musste. Ich verabschiedete mich mit dem neuerlichen Versprechen, ihn weiterhin regelmäßig über ihren Zustand zu informieren.

* * * * *

Es gibt eine Situation, die ich mein Leben nie vergessen werde. An einem Abend stand ich mit Silke Baumann, einer von Yuliyas Ärztinnen, die etwa im selben Alter ist wie sie, an der Theke der Station. Dort erklärte mir das Team oft anhand von Aufnahmen, was meinem Schatz fehlte und was gemacht werden musste. Frau Baumann hat sich sehr für meinen Schatz eingesetzt und war diejenige, die mir am direktesten, ohne Umschweife den Ernst der Lage erklärte. An jenem Abend schaute sie sich wieder einmal die Aufnahmen von Yuliyas Kopf an und machte ein sehr ernstes Gesicht. »Herr Almoril, der Zustand Ihrer Lebensgefährtin ist nach dem Coiling zwar stabil. Doch das, was ich hier sehe, schaut nicht gut aus.« Mit ihrem Stift umkreiste sie unterschiedliche Bereiche von Yuliyas Gehirn. »Diese Areale sind alle stark in Mitleidenschaft gezogen worden. Unserer Erfahrung nach müssen wir von bleibenden Schäden ausgehen.« Betroffen waren Bereiche des Frontalhirns, wo das Persönlichkeitszentrum sitzt. Es versetzt uns in die Lage, zu anderen Menschen eine Bindung aufzubauen, Gefühle zu entwickeln, emotional auf etwas zu reagieren. Schädigungen dort führen zu Wesens- und Persönlichkeitsveränderungen und betreffen den Antrieb, die Emotionalität und das Sozialverhalten. Des Weiteren sei die Struktur im linken Schläfenbereich stark zerstört. Die Areale dort steuern zum einen die Bewegungen der rechten Körperhälfte, also Arm und Bein. Zum anderen sind sie verantwortlich für unser Sprachvermögen. »Was heißt das genau?«, wollte ich wissen. »Es tut mir leid, aber die Fakten besagen, dass Yuliya Gregan wahrscheinlich nie mehr laufen und sprechen kann. Wunder sind in der Medizin zwar nie ausgeschlossen, doch in ihrem Fall kaum zu erwarten.« Damit bestätigte sie, was eine Nervenleitmessung vor einer Weile bereits ergeben hatte: Durch Yuliyas rechte Körperseite gingen so gut wie keine Reize. Ich sah Frau Baumann an. »Das werden wir sehen! Ich glaube fest daran, dass Yuliya wiederkommt. Sie werden sehen, in einem halben Jahr gehen wir Hand in Hand durch diese Tür und werden uns bei Ihnen allen bedanken. Mein Schatz schafft das!« Dabei ballte ich meine Hand. »Herr Almoril, ich kann Ihnen keine Hoffnung machen. Sollte Ihre Freundin wach werden, wird sie wahrscheinlich schwerbehindert sein. Erwarten Sie nichts.«

Gut, bis zum Unfall am 16. November hatte ich geglaubt, das menschliche Gehirn könne wie ein Knochen nach einem Bruch einfach wieder zusammenwachsen, verheilen. Natürlich stellte ich nicht die Expertise der Ärztin infrage, doch ich glaubte fest daran, dass Yuliya wieder wird wie früher. Tief in meinem Inneren war ich davon überzeugt wie noch von keiner anderen Sache zuvor.

Genährt wurde meine Hoffnung durch die Blasen- und Lungenentzündung, die Yuliya gut überstanden hatte. Eine junge Anästhesistin, Mona Schumann, hatte mir erklärt, dass Infektionen wie diese bei Menschen auf der Intensivstation normal seien. Die Lunge würde bei künstlicher Beatmung nicht gut belüftet, weshalb dann Atemtherapie angewendet wird. Der Körper ist geschwächt und insbesondere nach einem Unfall wie bei meinem Schatz gestresst. Jeder Zugang, ob Nadel, Katheter oder Kanüle, ist eine mögliche Eintrittspforte für Keime und Bakterien. Mein Schatz hat sich immer ausgewogen ernährt und regelmäßig Sport getrieben, das hat sie stark gemacht. Auch wenn sie die mit Fieber einhergehenden Infekte gut überstanden hat, mussten ihr dennoch Antibiotika verabreicht werden. Eine weitere zusätzliche Belastung für unser Kind. Um die erhöhte Körpertemperatur zu senken, hatte man Yuliya auch gekühlte Infusionen verabreicht und sie mit Kältekissen behandelt.

Die Aufrechterhaltung des künstlichen Komas war teilweise sehr schwierig gewesen. Man hatte verschiedene Medikamente gleichzeitig anwenden müssen. Insgesamt lag Yuliya über einen Zeitraum von zehn Wochen im künstlichen Koma. Später erfuhr ich von den Ärzten, dass sie dabei teilweise an ihre Grenzen gestoßen waren. Deswegen entschieden sie sich, ein für die Intensivstation neues, in der Anästhesie jedoch bekanntes Verfahren einzusetzen. Es handelt sich dabei um ein

Narkosegas, das bei operativen Eingriffen routinemäßig eingesetzt wird – auf Stunden begrenzt. Bei Yuliya wurde es eine Woche angewendet, damit sich ihr Körper von den Medikamenten erholen konnte. Erfahrungen über die Langzeitanwendung gab es zu dem Zeitpunkt nicht, schon gar nicht bei Schwangeren mit schweren Schädel-Hirn-Verletzungen. Der Name dieses Verfahrens ist übrigens AnaConDa.

Nach dem Coiling gingen die Ärzte also dazu über, die Sedierung ab Mitte Dezember langsam runterzufahren. Der Hirndruck war normal, Yuliyas Zustand und ihr Kreislauf einigermaßen stabil. Parallel musste mein Schatz lernen, wieder selbstständig zu atmen. Das heißt, die Abstände, in denen über die Maschine Luft in Yuliyas Lunge gelangte, wurden größer. Sie hat das wunderbar gemacht – lediglich an einem Tag brauchte sie ein bisschen mehr Unterstützung.

Doch das hieß nicht, dass ihr Leben nicht mehr bedroht war. An einem Tag war ich mit meinem Vater und Galina bei meinem Schatz. So nervtötend es auch war, wir hatten uns an die Anzeigen der Maschinen, ihr Piepen und die anderen Geräusche gewöhnt. Ich weiß noch, wie ich den Monitor des EKG beobachtete, als ein lang gezogener, heller Ton erklang und aus der Kurve ein lang gezogener Strich wurde. »Was ist das?«, fragte mein Vater. Galina sah mich überrascht an und riss die Augen auf. Noch bevor ich etwas sagen konnte und ehe wir uns versahen, stürmten Frau Baumann mit einem Kollegen und Schwestern herein. Ich hatte das Gefühl, in einem Film zu sein. »Los, raus, verlassen Sie bitte sofort das Zimmer!« Das musste sie nicht zweimal sagen. In der Besucherschleuse angekommen, schauten wir uns ratlos an. Ich hatte eine schlimme Ahnung. Wenig später holte uns Dr. Baumann wieder herein, ihre Gesichtszüge waren wieder entspannt. »Sie können wieder zu Yuliya. Aufgrund einer Nervenreizung hatte Ihre Lebensgefährtin einen Herzstillstand, doch wir haben sie nicht reanimieren müssen. Es reichte, den normalen Herzrhythmus wiederherzustellen, sodass es von allein wieder anfing zu schlagen. Alles ist in Ordnung.« Der Schock war groß, doch für mich war die Tatsache, dass Yuliyas Herz nicht auf ärztliche Unterstützung angewiesen war, um wieder zu schlagen, ein Zeichen ihrer Stärke.

Auch wenn mein Schatz den Herzstillstand problemlos überstanden hatte und ihre Verfassung stabiler war als in den ersten drei Wochen, war der 19. Dezember 2009, unser geplanter Hochzeitstag, ein schrecklicher Tag. Alle waren traurig und bedrückt bei dem Gedanken, wie der Tag eigentlich verlaufen sollte. Wäre Yuliya nicht verunglückt, wären wir nun Mann und Frau. Statt in Idstein standesamtlich zu heiraten, unsere Hochzeit ausgelassen mit Familie und Freunden zu feiern, bangte ich an ihrer Seite um ihr Leben und hoffte darauf, dass sie bald wieder aufwachte. Obwohl ich froh war, dass sie überlebt hatte und ich bei ihr sein konnte – inzwischen war ich eine Art Stammgast und durfte nach Absprache länger bei ihr bleiben –, zogen sich die Stunden. Doch ich wollte alles in meiner Macht Stehende dafür tun, meinen Schatz bei ihrem Kampf zu unterstützen, da konnte die Skepsis der Ärzte noch so groß sein.

Kurz vor unserem Hochzeitstermin kam Yuliyas Vater – eingeladen war er ohnehin und ein Visum hatte er auch. Zu viert, mein Vater, Galina, Nicolai und ich, fuhren wir nachmittags zu meinem Schatz. Nicolais Umgang mit dem, was geschehen war, und Yuliyas Zustand betreffend war sehr optimistisch, er vertraute den Ärzten und verließ sich auf die medizinischen Errungenschaften. Er gab mir zu verstehen, dass er seine Tochter bei mir gut aufgehoben glaubte. Angesichts der großen Verantwortung, die auf mir lastete, und den vielen schweren Entscheidungen, die ich treffen musste, gab mir das wiederum ein bestärkendes Gefühl. Auch wenn wir nur eingeschränkt miteinander kommunizieren konnten und nicht viel Zeit unter schwierigen Umständen miteinander verbrachten – der Anlass für Nicolais Besuch war unsere Hochzeit gewesen –, so haben wir einander schätzen gelernt. Yuliyas Unfall hat ihre Eltern einander übrigens nicht näher gebracht.

Das Herunterfahren der Medikamente, um Yuliya aus dem künstlichen Koma zu holen, hatte bei ihr einen schlimmen Entzug zur Folge. Die Ärzte sagten mir, dass jeder Patient, der so stark sediert worden sei, das durchmacht. Ich ging mit meinem Schatz durch die Hölle. Wie man es von schwer Drogenabhängigen weiß, zitterte auch Yuliya am ganzen Körper – wie Espenlaub. Ich hatte das Gefühl, es würde nie aufhören. Es waren die einzigen Tage, an denen ich mich nicht ganz dicht zu Yuliya ans Bett setzte.

* * * * *

Die Anästhesistin war auch die Erste, die Veränderungen bei meinem Schatz feststellte. Mona Schumann hatte vorwiegend Nachtdienst und schaute dabei immer wieder nach Yuliya. Irgendwann stellte sie fest, dass Yuliyas rechtes Auge ihr folgte, wenn sie durchs Zimmer ging. Bei Yuliya war immer ein Auge abgeklebt, weil sie eine Fehlstellung hatte. Die durch den Unfall bedingte und gecoilte Fistel hatte auf den Nerv des äußeren Augenmuskels gedrückt. Folglich konnte sie die Stellung und die Position des linken Auges nicht mehr steuern.

Gleichzeitig war die Herzfrequenz höher, wenn die Ärztin bei ihr im Raum war. Da auf der Station an insgesamt drei Stellen Monitore angebracht sind, über die die Patienten überwacht werden, verließ Mona Schumann probehalber Yuliyas Zimmer. Und tatsächlich, sobald mein Schatz allein war, sank die Herzfrequenz wieder. Berührte die Ärztin hingegen ihre Hand, passierte nichts. Yuliya schien etwas wahrzunehmen. Mir selber war es nicht aufgefallen, doch die Ärzte berichteten, dass sie ihre linke Körperhälfte und auch den rechten Unterarm spontan bewegte. Ansprechbar wäre sie jedoch nicht. Wenig später gab Galina mir zu verstehen, dass Yuliyas Blick mir als Einzigem folgte.

Ich hatte ja sehr früh angefangen, Yuliya vorzulesen, und auch immer mal wieder das Radio angemacht. An den Wochenenden durfte ich länger bleiben, die Zeit nutzte ich dann auch, um ihr die Beine zu rasieren. Mir war wichtig, dass Yuliya sich wohlfühlte. Sie war immer gepflegt, legte viel Wert auf ihr Äußeres. Also habe ich ihr auch die Fingernägel gefeilt. Mein Schatz sollte so schön sein wie immer. Von Beginn an hatte Yuliya eine Giraffe neben sich liegen, die ich ihr gekauft hatte. Ich saß von Anfang an immer an ihrer rechten Seite und hielt ihre rechte Hand, weil es hieß, diese würde gelähmt bleiben. Es lief auch immer mal im Radio »Haus am See« von Peter Fox. Das Lied mochten wir beide sehr, ich hatte mir nur den Text nicht merken können. Wenn es während einer gemeinsamen Autofahrt gelaufen war, hatte ich immer mittendrin aufgehört mitzusingen. Ohne dass ich es mir vorgenommen hatte, achtete ich nun bei jedem Hören auf die Zeilen. Und irgendwann konnte ich es auswendig und habe es Yuliya leise ins Ohr gesungen, wenn es im Klinikradio lief.

Mit ihrem Pfleger Andreas führte ich viele Gespräche. Wie von allen anderen wollte ich auch von ihm wissen, wie sehr sich nach seiner Einschätzung Yuliyas Verfassung bessern würde. Andreas wich meinen Fragen nie aus, er hielt sich aber immer bedeckt bei seinen Antworten, was ich im Nachhinein verstehen kann. Er kannte meinen Schatz von allen dort, die um sie waren, am besten, weil er sich am intensivsten um sie kümmerte. Einmal meinte er, dass »Yuliya noch ein bisschen kommt«, dass mehr Reaktionen nicht auszuschließen seien. Andreas hat mir auch vieles ganz genau erklärt. So hat er mir kurz nach dem Unfall eine Abbildung des Clivus aus dem Internet mitgebracht.

Ich wusste, dass er privat auflegt. Und ich wünschte mir von ihm, sollte mein Schatz wieder gesund werden und wir unsere Hochzeit nachholen, dass er bei unserem Fest für die Musik zuständig ist. Er ließ das offen.

Was mir sehr zu schaffen machte, war die Leere in Yuliyas Blick. Nachdem sie nicht mehr im künstlichen Koma lag, waren ihre Augen geöffnet, das linke war wegen der Fehlstellung meist abgeklebt. Wie sie so in ihrem Bett lag, sah sie aus wie ein Gespenst. Auch auf meine Ansprache reagierte sie nicht. Das hielt mich jedoch nicht davon ab, sie zu streicheln, mich so gut es ging an sie zu kuscheln. Ich las ihr auch oft die aktuellen Nachrichten vor. Und ich war dazu übergegangen, meine Hand auf ihren Bauch zu legen und mit unserem Kind zu sprechen. Yuliya konnte sich ja nicht um unser ungeborenes Leben kümmern, eine bewusste Verbindung zu ihm aufbauen. Und in den Schwangerschaftsratgebern stand, wie wichtig es ist, einem Kind zu verstehen zu geben, dass man da ist, dass man sich auf seine Geburt freut. Yuliya war zu dem Zeitpunkt zu Beginn des vierten Monats schwanger.

Mein Vater, Galina und ich waren in der ersten Zeit die Einzigen, die Yuliya besuchten. Ich wollte nicht, dass man sie »begaffte«. Wir waren ihre wichtigsten Bezugspersonen, und wenn es ihr besser ginge, sollten ihr auch andere Gesellschaft leisten dürfen. Meine Mutter war tagsüber berufstätig und erledigte außerdem die Formalitäten mit den Versicherungen, Behörden etc. Sie konnte also nur sonntags in die Klinik kommen. Erst später erzählte sie mir, wie schwer es ihr immer gefallen war. Auf dem Weg nach Wiesbaden bekam sie jedes Mal starke Kopfschmerzen. Das Warten in der Schleuse und die dort zu vernehmenden Geräusche der Maschinen hat sie als peinigend empfunden. Dann bei Yuliya zu sitzen und ihre Hand zu halten, machte sie aber gern. Auf der Rückfahrt dachte sie dann immer, dass es gar nicht so schlimm gewesen sei. Doch eine Woche später kostete es sie wieder viel Kraft und Überwindung, ins Krankenhaus zu fahren. Umso dankbarer bin ich ihr, dass sie bei meinem Schatz war.

Eine weitere Belastungsprobe war mit anzusehen, dass andere Patienten auf der Station verstarben. Darunter waren auch welche in Yuliyas Alter. Man kam nachmittags auf die Station und die Tür zu einem Zimmer stand plötzlich offen. Der Anblick des leeren Bettes war hart. Obwohl ich den Austausch mit anderen Angehörigen nie gesucht habe und Yuliya lebte, konnte ich mir gut vorstellen, was sie durchlitten. Nicht auszuhalten wäre das, würde auch mein Schatz es nicht schaffen.

Weihnachten verbrachte ich ebenfalls bei Yuliya in der Klinik. Für mich war klar, dass ich Heiligabend bei ihr war. Feste wie dieses haben für mich keine besondere Bedeutung und werden in meiner Familie auch nicht groß begangen. Ich wusste aber, dass es meinem Schatz wichtig gewesen wäre, dass ich da bin. Meine Eltern, die am zweiten Weihnachtsfeiertag immer nach Spanien fahren, wollten hingegen mich nicht allein lassen und blieben in Deutschland. Sie verstanden meinen Wunsch. Ich glaube, dass bei ihnen die Tränen geflossen sind, nachdem ich mich nach Wiesbaden aufgemacht hatte. Die Atmosphäre auf der Station war wie immer. Ich hatte erstmals meinen Laptop mitgenommen und eine Komödie auf DVD mitgebracht, die ich mir anschaute. Yuliya lag mit geschlossenen Augen neben mir.

Es ist schon erstaunlich, wie sehr so ein Unfall das Leben verändert. Von jetzt auf gleich. Damit meine ich jetzt nicht nur den Einschnitt, den es für den Betroffenen, seine Angehörigen und das weitere Umfeld bedeutet. Es sind auch nicht die Angst und Sorgen, die man hat, auch nicht die medizinischen Zusammenhänge und die zutreffenden Entscheidungen. Worauf ich hinaus will, ist die Haltung, die man vielen Dingen gegenüber hat. Ich bin schon immer der Meinung gewesen, dass man sein Leben genießen soll. Doch jeder Tag, den man gesund verbringt, ist ein Geschenk, dessen war ich mir vorher nie so bewusst gewesen. Anderen gegenüber war ich immer schon gelassen, doch heute denke ich: »Leben und leben lassen.« Ich bin offener geworden, mache mir aber auch mehr Gedanken darüber, wie Menschen miteinander umgehen. Auch haben Yuliya und ich nie über Vorsorge oder so etwas wie eine Patientenverfügung gesprochen. Heute habe ich eine andere Einstellung dazu, denn ich habe gesehen, wie schnell sich alles ändern kann. Ein Organ zu spenden ist für mich nie infrage gekommen. Doch nachdem ich erlebt habe, wie sehr Yuliya auf Bluttransfusionen angewiesen war, verstehe ich die Notwendigkeit und bin dankbar, dass Menschen gespendet haben. Ich habe es leider noch nicht geschafft, zur Blutbank zu gehen. Das hole ich aber noch nach.

Irgendwann hatte ich den Eindruck, dass es mit Yuliya weitergehen könnte – vorausgesetzt, die behandelnden Ärzte würden es auch so sehen. Ich wusste, dass Patienten mobilisiert werden müssen, wenn sie lange liegen. Auf der Station gab es Physiotherapeuten, die täglich mit Komapatienten Übungen machen, damit sie beweglich bleiben, wofür allerdings deren Verfassung ausschlaggebend ist. Ich suchte verstärkt das Gespräch mit den Ärzten. Den erhöhten Hirndruck hatte man durch das Coiling schon vor einer Weile in den Griff bekommen und Yuliya zeigte erste Reaktionen. Hinzu kamen besagte Spontanbewegungen der linken Körperhälfte und des rechten Unterarms. Immer häufiger erwähnte ich also das Stichwort Reha und wollte wissen, ob es nicht bald an der Zeit sei, meinen Schatz in einer entsprechenden Einrichtung unterzubringen. Es war vor Weihnachten, als mich der leitende Oberarzt zu sich rief. »Herr Almoril, wir haben einen Reha-Platz für Yuliya Gregan«, eröffnete er mir. »Das ist ja wunderbar! Wann soll es losgehen und welche Klinik wird meine Freundin aufnehmen?« Er nannte mir den Namen einer Einrichtung 120 Kilometer von unserem Wohnort entfernt. »Das kommt nicht infrage«, protestierte ich. »Yuliya spürt, dass ich jede freie Minute mit ihr verbringe, und wir beide brauchen die Nähe des anderen. Ich kenne sie am besten und Sie haben selbst gesagt, dass Sie noch nie erlebt haben, dass sich ein Angehöriger so engagiert und intensiv um einen Patienten kümmert.« Dem hatte Dr. Honigmann nicht viel entgegenzusetzen. »Kann ich mich selber um einen Reha-Platz in der Umgebung bemühen?«, wollte ich von ihm noch wissen.

In der Nähe unseres Zuhauses gibt es eine Klinik in Bad Camberg, die auf neurologische Fälle spezialisiert ist. Eine Bekannte meines Onkels Torsten arbeitet dort und ich hatte vor, sie über ihn zu kontaktieren. Wenig später hatte ich das Go der Ärzte und Yuliya zwei Tage darauf einen Reha-Platz. Es konnte also weitergehen.

HIN UND HER UND AUF UND AB

Am 29. Dezember war es dann endlich so weit, Yuliya kam in die Reha nach Bad Camberg. Ich fuhr nicht im Krankenwagen mit, sondern mit meinem eigenen Auto, um meinen Schatz dort in Empfang zu nehmen. Der Abschied von den Ärzten in Wiesbaden war herzlich. Sie hatten nach meinem Ermessen ein Wunder bewirkt. Die ganze Zeit über hatten sie mein größtes Vertrauen und auch ich als Angehöriger habe mich sehr gut bei ihnen aufgehoben gefühlt. Ich bin ihnen wirklich sehr dankbar, denn sie haben alles in ihrer Macht Stehende für meinen Schatz getan. Sie wünschten uns alles Gute und wir verblieben so, dass ich sie über Yuliyas weitere Entwicklung regelmäßig informieren würde. Ich persönlich war sehr froh, dass es nun weitergehen würde. Im Krankenhaus hatte man für meinen Schatz nichts mehr tun können, jetzt sollten ihre Fähigkeiten mithilfe von Therapien zurückerobert werden. Doch ein bisschen nervös war ich schon auch, ein neuer Abschnitt sollte beginnen und es war nicht absehbar, was uns erwarten würde.

In der Reha-Klinik Bad Camberg kümmert man sich häufiger um Patienten in Yuliyas Alter. Auch ihre Einschränkungen gehen in der Regel auf Unfälle zurück. Doch Yuliyas Verletzungsmuster war schwierig und komplex – und sie war schwanger, womit die Reha-Klinik bislang keine Erfahrung hatte. Deshalb hatte man ihr auch ein Zimmer in unmittelbarer Nähe zum Stationszimmer zugewiesen, das sie allein bewohnte.

Reha-Einrichtungen erhalten neben dem Anmeldeformular des Patienten die Diagnose und den aktuellen Stand. Im Vordergrund stand eine nahezu komplette Lähmung der Muskulatur der rechten Körperseite einschließlich herabgesetzter Empfindungen für Sinneswahrnehmungen wie Berührung, also ein Taubheitsgefühl der rechten Körperhälfte. Hinzu kamen eine Gesichtslähmung mit Minderbeweglichkeit der für die Mimik verantwortlichen Gesichtsmuskeln (Lachen, Grimassieren, Mund bewegen etc.) sowie eine Augenfehlstellung neben der herabgesetzten Sehkraft und der Gleichgewichtsstörung mit Schwindel. Das Ohr als Gleichgewichtsorgan war durch den Bruch der Felsenbeine im Bereich des Innenohrs geschädigt worden. Auch die Muskulatur der linken Körperseite war durch das lange Liegen abgebaut und geschwächt, vor allem auch die kleinen Muskeln der Füße, sodass sich eine Spitzfußstellung eingestellt hatte. Yuliya war nicht in der Lage, frei zu sitzen oder sich aufzurichten, sich im Bett umzudrehen, geschweige denn zu stehen oder zu laufen. Außerdem war sie immer noch nicht wach, ihre Psyche wurde als »komatös« bezeichnet. Sie zeigte auch nach wie vor keine Reaktionen auf Ansprache und Schmerzreize, mit ihren Augen fixierte sie nur unregelmäßig. Durch das lange Liegen – obwohl die Pfleger ihre Position im Krankenhaus spätestens alle zwei Stunden verändert hatten – hatte Yuliya an zwei Stellen Dekubitus. An ihrem Steiß war es jedoch nur ein leichter Hautdefekt, der schnell verheilen sollte. Die Stelle an ihrem Hinterkopf war tiefer und auf die Halskrause zurückzuführen. Sie sollte sie ein halbes Jahr ab Unfall tragen, damit der Clivus-Abriss vollständig ausheilen konnte. Deshalb war der Dekubitus dort eine unvermeidbare Konsequenz. Auch war in den Unterlagen die Rede von schnellem Puls und schneller Atmung.

Bereits im Krankenhaus hatte Yuliya immer mal wieder mehr oder weniger hohes Fieber gehabt, was auf Infektionen wie Blasen- oder eine leichte Lungenentzündung zurückzuführen war. Auch hatte sie häufig Sondenkost erbrochen. Bei ihrer Ankunft in Bad Camberg hatte sie ebenfalls erhöhte Körpertemperatur, ihr Zustand war aber insgesamt einigermaßen stabil und sie hatte den Transport gut überstanden. Nach der Aufnahme ging ich mit auf Yuliyas Zimmer, um ihre Sachen auszupacken. Mitgenommen hatte ich neben persönlicher Wäsche – im Krankenhaus hatte sie die ganze Zeit die klinikeigenen Hemdchen getragen – Bilder von uns, die ich auf dem Tischchen neben ihrem Bett aufstellte. An die Giraffe hatte ich natürlich auch gedacht. Das Zimmer befand sich im ersten Stock und es hatte ein großes Fenster. Der Blick war sehr schön, man sah in die Natur, auf sanfte Hügellandschaft, Wiesen und Bäume. Die Ärzte und Schwestern, mit denen ich erste flüchtige Bekanntschaft machte, waren mir auf Anhieb sympathisch. Abends verabschiedete ich mich von meinem Schatz mit einem guten Gefühl und voller Zuversicht, dass es bergauf gehen würde.

Zu Hause angekommen, erzählte ich meinen Eltern und Galina – Natalie übersetzte für sie –, dass Yuliya gut in Bad Camberg angekommen war. Als ich später ins Bett ging, legte ich mein Telefon wie jeden Abend griffbereit neben mich, sollte etwas mit meinem Schatz sein.

Wenige Stunden später, um 4 Uhr in der Früh, passierte es. Mein Handy klingelte. Am Apparat war die Reha. Yuliyas Zustand hatte sich verschlechtert, ihr Puls raste und ihre Körpertemperatur war auf 39,5 Grad gestiegen. Man würde sie mit dem Krankenwagen zurück ins Krankenhaus nach Wiesbaden bringen. All die Wochen vorher war es zu keinem Notfall gekommen und mein Telefon hatte kein einziges Mal geklingelt. Ich wusste nicht, wie mir geschah, und für mich war es die Hölle hoch zehn. Ich verlor keine Zeit, sprang umgehend in meine Kleidung, setzte mich ins Auto und fuhr nach Bad Camberg. Unterwegs rief ich meine Eltern an, um ihnen mitzuteilen, dass Yuliya wieder in die Klinik musste. Diesmal fuhr ich im Krankenwagen mit, da ich sehr besorgt um sie war. Einziger Lichtblick war, dass man ihr in Wiesbaden mit Sicherheit helfen könnte.

Im Krankenhaus blieb mein Schatz eine gute Woche, bis zum 7. Januar. Yuliya hatte eine Pilzinfektion, die therapiert wurde, wobei es ihr den Umständen entsprechend gut ging. Wie schon Weihnachten verbrachte ich auch den Silvesterabend an Yuliyas Seite. Wieder hatte ich meinen Laptop und eine DVD dabei. Während ich rechts neben ihr saß, streichelte ich ihre Hand. Das Radio lief leise im Hintergrund und das Ganze hatte etwas Beruhigendes, denn es war schön, bei meinem Schatz zu sein. Außerdem war alles so vertraut – die Ärzte und Pfleger, die Dienst hatten, der Geruch und die Geräusche der Maschinen. Um Mitternacht war von fern das Feuerwerk vor dem Kurhaus zu hören. Wenig später verabschiedete ich mich von Yuliya. Ich sagte ihr, dass ich sie unendlich liebe und dass sie bald ganz zurückkommen müsse.

* * * * *

Die in der Reha für Yuliya zuständige Ärztin, Dr. Hannah Schlothmann, war mit Mitte 30 ungefähr in meinem Alter. Als ich im Dezember bei ihr zu einem Vorgespräch war, löste das zunächst Bedenken in mir aus. Im Krankenhaus hatten sich zwar ebenfalls Ärzte von Anfang, Mitte 30 um meinen Schatz gekümmert. Doch dabei hat es sich um ein ganzes Team gehandelt, dem der leitende Oberarzt von etwa 50 Jahren vorstand. Meine Entscheidung, Yuliya in der Einrichtung Bad Camberg unterzubringen, wollte ich jedoch nicht von der Altersfrage abhängig machen, auch wenn ich anfangs gemischte Gefühle hatte, war doch bislang alles gut gegangen und schließlich bin ich von Natur aus Optimist. Und sehr bald schon sollte sich herausstellen, dass auch junge Ärzte nicht weniger kompetent und umsichtig sind als ältere Kollegen. So fragte mich Frau Schlothmann zum Beispiel einmal, ob ich damit einverstanden sei, dass sie bei Yuliya Akupunktur anwendet. Sie verfügte über die entsprechende Zusatzausbildung und da meinem Schatz Medikamente nur bei absoluter Notwendigkeit gegeben werden sollten, hoffte sie damit Schmerzen behandeln, Schwindel sowie Erbrechen bekämpfen und den erhöhten Tonus reduzieren, sprich ihre Muskulatur entspannen zu können. Man müsste schauen, wie Yuliya darauf reagiert, denn mitteilen konnte sie sich noch nicht. Insgesamt hatte ich bei Hannah Schlothmann von Anfang an das Gefühl, dass ich einbezogen werde. Meine Meinung war ihr wichtig und sie wollte, dass ich verstehe, was sie macht. Ich empfand sie ähnlich direkt und zielstrebig wie Silke Baumann in Wiesbaden, doch erschien sie mir weniger zurückhaltend und eine Spur einfühlsamer als ihre Kollegin.

Den Mut, den Hannah Schlothmann bewies, vermisste ich relativ bald bei Pflegern und Therapeuten. Obwohl man anfangs mit Yuliya aufgrund ihres »komatösen« Zustands noch nicht so viel machen konnte, gingen sie sehr, sehr vorsichtig mit ihr um – zu vorsichtig für mein Gefühl. Es ist nachvollziehbar, dass man aufgrund der begrenzten Erfahrung im Umgang mit einer schwangeren Reha-Patientin ihres Schweregrades nicht die Verantwortung übernehmen und vermeiden wollte, dass das ungeborene Leben abgeht. Doch die aus meiner Sicht zu große Vorsicht, mit der mit Yuliya gearbeitet wurde, kann ich bis heute nur schwer verstehen. Es sollte weitergehen und ich drang darauf, dass man meinen Schatz nicht wie ein rohes Ei behandelte.

In Bad Camberg hatte ich uneingeschränktes Besuchsrecht. In den ersten Tagen hatte ich Frühdienst, ab dem 12. Januar dann Spätdienst. Auch da war es für meinen Arbeitgeber in Ordnung, dass ich jeweils eine halbe Stunde früher anfing, so hatte ich mehr Zeit für meinen Schatz. Wenn ich selber nicht bei Yuliya sein konnte, sorgte ich dafür, dass jemand anders aus der Familie bei ihr war. Das war vor allem mein Vater, der jeden Tag kam, aber auch ihre Freundin Natalie schaute oft auf dem Weg zur Arbeit in der Klinik vorbei. Andere Freunde oder die Kollegen meines Schatzes wollte ich immer noch nicht zu ihr lassen. Ihr sollte es erst besser gehen und ich versprach allen Bescheid zu sagen, wenn es so weit wäre. Wie schon im Krankenhaus verbrachte ich jede freie Minute bei Yuliya. Die Pflegerin, die sich am meisten um sie kümmerte, war Anne. Schon bald sagte sie zu mir: »Miguel, du musst nicht jeden Tag kommen«, woraufhin ich ihr entgegnete, dass ich meinen Schatz täglich sehen muss, damit es mir gut geht: »Es ist mir ein Bedürfnis, so viel Zeit wie möglich mir ihr zu verbringen.« – »Aber Miguel, ruh du dich doch auch mal aus. Yuliya hat nichts davon, wenn dir die Kraft irgendwann ausgeht. Wir kümmern uns gut um sie, glaub mir«, wendete sie ein. »Ach Anne, wir sind schon so weit gekommen. Du wirst sehen, Yuliya wird wieder, gerade weil ich auch viel bei ihr bin. Warte nur ab.« Oft nahm ich meine Joggingschuhe mit und lief an den Wochenenden morgens in der Nähe der Rehaklinik.

Galina reiste in der ersten Januarhälfte zurück in die Ukraine, ihr Visum lief ab. Der Abschied von Yuliya fiel ihr sehr schwer. Sie wusste nicht, wann und in welcher Verfassung sie ihre Tochter wiedersehen würde. Galina weinte heftig und wir gaben ihr alle unser Versprechen, Yuliya gut zu versorgen und uns nach Kräften um sie zu bemühen.

Yuliyas Wechsel nach Bad Camberg bedeutete noch eine weitere Veränderung: Der Schriftverkehr, das heißt der bürokratische Aufwand, nahm spürbar zu. Das hieß vor allem mehr Arbeit für meine Mutter, die ja immer noch voll berufstätig war. Ab Januar 2010 musste beispielsweise jeden Monat von Frau Dr. Schlothmann ein Formular ausgefüllt werden, damit Yuliya ihr Krankengeld bekam. Des Weiteren musste nach jedem Transport mit dem Krankenwagen – ob notfallbedingt oder weil beispielsweise eine Ultraschalluntersuchung unseres Kindes verordnet worden war – für die Krankenkasse ein Unfallfragebogen ausgefüllt werden. Doch das war erst der Anfang – niemand kann sich vorstellen, was für eine gefühlte Flut an Schreiben auf einen in so einer Situation zukommt. Das Vertrackte daran ist, dass sich das meiste erst nach mehrmaligem Lesen und nach Rücksprachen erschließt. Ich kann mich glücklich schätzen, dass meine Mutter kaufmännisch vorgebildet ist und sich um alles gekümmert hat. Ohne sie wären mein Schatz und ich hoffnungslos verloren gewesen.

Wie ich schon in der Klinik in Wiesbaden von Yuliyas Pfleger Andreas hatte wissen wollen, wie er ihre Chancen auf Rückkehr ins Leben einschätzt, fragte ich auch alle in der Reha-Einrichtung, wie sie darüber dachten: »Gaby, was meinst du, kommt mein Schatz wieder ganz zurück?« – »Ach Miguel, so leid es mir tut. Ich glaube nicht daran.« Noch jemand, der mir keine Hoffnungen machen beziehungsweise einer Enttäuschung vorbeugen wollte. Beirren ließ ich mich jedoch nicht.

Yuliya fehlte mir in dieser Zeit ganz besonders. Es fiel mir ungemein schwer, mich morgens auf den Weg in die Firma zu machen. In Gedanken war ich ständig bei ihr, entsprechend oft rief ich in Bad Camberg an. Während der Arbeit unterliefen mir zwar keinerlei Fehler, aber ich hatte Mühe, mich auf das Tagesgeschäft zu konzentrieren. Natürlich tat es gut, Zeit mit den Kollegen zu verbringen, viele erkundigten sich auch regelmäßig nach Yuliya, doch ich wäre lieber bei ihr gewesen.

Am 21. Januar war es wieder so weit – Notfall Nummer zwei. Yuliya hatte erneut extrem hohes Fieber. Um es zu senken, hatte ich ihr vorher oft Wadenwickel gemacht. Doch diesmal war es so hoch, dass sie ein weiteres Mal nach Wiesbaden ins Krankenhaus musste. Dem vorausgegangen war häufiges Übergeben. Es war nie viel, doch es war in dem Moment nicht immer jemand bei ihr und es bestand die Gefahr, dass mein Schatz am Erbrochenen erstickte. Die Luftröhre liegt unmittelbar vor der Speiseröhre, und Yuliya lag in einer Art Wachkoma, war also nicht richtig da und konnte noch nicht allein schlucken. Wie oft passiert es einem gesunden Menschen, dass er sich verschluckt? Anne, mit der ich häufig über das Erbrechen sprach, konnte sich auch nicht erklären, woran es lag. Waren es die schweren Kopf- und Hirnverletzungen, die Schwangerschaft, die Medikamente oder eine Infektion? Einmal habe ich mich mit einem Pfleger etwas angelegt. Aus meiner Sicht machte es keinen Sinn, wenn über die PEG-Sonde ständig Nahrung in Yuliya hineingepumpt wurde, die sie wenig später erbrach. Ich hatte das Gefühl, dass es einfach zu viel war. In Wiesbaden im Krankenhaus waren es anfangs 150 Milliliter gewesen, in der Reha dann 120 Milliliter. Ich fragte, ob man es alternativ nicht langsamer laufen lassen könnte. Erschwerend kam hinzu, dass

Yuliya eine bestimmte Menge an Nahrung, sprich Kalorien brauchte, sie musste ja sozusagen für zwei essen. Letztlich lief es auf 80 Milliliter die Stunde hinaus.

Auch die Ärzte in Bad Camberg berieten sich übrigens mit den Experten des embryotoxikologischen Instituts in Berlin, da Yuliya ja weiterhin auf Medikamente angewiesen war. In dieser Zeit galt meine Sorge nach wie vor in erster Linie Yuliya und ich fragte mich, inwieweit die Schwangerschaft sie belastete und ihr Kraft raubte, die sie für ihre Genesung brauchte. Doch ich dachte auch immer öfter an unser Kind. Laut Auskunft der Ärzte war es aktiv und entwickelte sich normal, obwohl es kleiner war als der Durchschnitt.

Zu Beginn der vierten Januarwoche wurde Yuliya wieder auf die Intensivstation nach Wiesbaden gebracht. Man entschied sich erneut dafür und nicht für eine herkömmliche Station, weil die dortigen Ärzte und Pfleger sie kannten und folglich gleich wussten, worauf zu achten war und wie man mit ihr umzugehen hatte. In einem Gespräch stellte Dr. Honigmann, der leitende Oberarzt, der meinen Schatz so lange und gut betreut hatte, die Wahl der Reha infrage. Bei ihm war der Eindruck entstanden, man wäre mit Yuliya in Bad Camberg überfordert. Er schlug vor, sich nach einer anderen Einrichtung umzuschauen, was ich ablehnte – meine Nähe war für sie unerlässlich, es würde sich schon alles einspielen.

Während der Zeit im Krankenhaus wechselte Yuliyas Zustand von einem Tag auf den anderen. Mitte Januar hatte sie bereits begonnen, unregelmäßig und kaum spürbar meine Hand zu drücken. Manchmal war ich deswegen fast euphorisch. Doch beispielsweise am 27. Januar zeigte sie keinerlei Regung, sah mich nicht einmal an. Yuliya sah aus wie ein Geist, ein schrecklicher Anblick. Auch die Ärzte konnten mir nichts sagen, worüber ich sehr verzweifelt und ratlos war.

Was war mit meinem Schatz los? Wann würde es ihr dauerhaft besser gehen?

Das Wochenende darauf war hingegen richtig, richtig gut, und das in mehrfacher Hinsicht. Die Tochter des leitenden Oberarztes arbeitete in der Klinik als Physiotherapeutin und sie hatte es geschafft, die Spastik aus Yuliyas rechtem Fuß herauszubekommen. Sie empfahl mir auch, immer mal wieder ihre Hand zu ihrer Nasenspitze zu führen. Alternativ könnte es auch ihre Schulter, eines ihrer Knie oder ihr Bauch sein. Dabei sollte ich die Bewegung kommentieren nach dem Motto: »Das ist deine Nase, das ist dein Bein.« So würde mein Schatz wieder lernen, ein Gefühl für sich und ihren Körper zu entwickeln. Indem sie sich selber wahrnehme, würden entsprechende Signale gesendet und von ihrem Gehirn verarbeitet werden. Diese Übung sollte ich so oft es ginge wiederholen, ohne Yuliya zu überfordern. So würde sich der Bewegungsablauf bei ihr einprägen und irgendwann würde sie die Bewegung von sich aus ausführen können.

Eine der Pflegerinnen hatte mir auch den Tipp gegeben, verschiedene Getränke mitzubringen. Ich sollte jeweils ein Wattestäbchen damit befeuchten und es an Yuliyas Lippen entlangführen, vielleicht würde mein Schatz darauf reagieren. Als ich am 1. Februar ins Krankenhaus kam, hatte ich diverse Flaschen dabei. Yuliya hatte man an dem Tag in einen Stuhl gesetzt mit Blick aus dem Fenster. »Hey Süße, ich habe dir heute etwas ganz Besonderes mitgebracht«, begrüßte ich sie. Nachdem ich alles bereitgestellt hatte, bat ich sie, den Mund zu öffnen. Und tatsächlich, Yuliya machte ihren Mund auf! »Und nun fahre mit deiner Zungenspitze über deine Lippen, ganz langsam. Und, merkst du was? Wonach schmeckt es?« – auch dieser Aufforderung kam sie nach. Es war unglaublich, es gelang mir, Yuliya direkt anzusprechen und zu einer Reaktion zu bewegen. »Das machst du wunderbar. Probier es gleich noch mal, ja?« Sie leistete meiner Bitte Folge – nicht nur bei Apfelsaft und Cola, sondern auch bei Fanta, Orangensaft und gewöhnlichem Wasser. Ich war außer mir vor Freude und rief gleich meine Eltern an, um ihnen von dem Fortschritt zu berichten. Auch wenn Yuliya alles neu lernen musste, war dies ein deutliches Zeichen dafür, dass es mit ihr aufwärtsging. Ich hatte es doch immer gewusst.

Einen Tag später wurde Yuliya ein sogenannter Port implantiert. Dabei handelt es sich um einen zentralvenösen Zugang, der unter die Haut gelegt wird. Dessen Durchmesser ist so groß wie der eines Fünf-Mark-Stücks. Sein Schlauch reicht fast bis zum rechten Vorhof des Herzens. Man hatte meinem Schatz sehr viele Zugänge legen müssen, um sie mit allem Nötigen zu versorgen und um ihre Werte kontinuierlich zu überprüfen. Manche Zugänge waren irgendwann verstopft oder hatten sich entzündet, was kein Wunder ist. Über den Port sollte es einfacher gehen. Man erhoffte sich davon insbesondere eine bessere Versorgung unseres Kindes. In dieser Zeit sprach ich auch häufig mit Silke Baumann, die Yuliyas Überleben und Wiederkommen so offen infrage gestellt hatte. Einmal sah sie mich fest an und sagte: »Herr Almoril, das, was von Yuliya inzwischen an Reaktionen erfolgt, hat sie nur Ihnen zu verdanken.«

Drei kleine Schritte ergeben einen grossen

Am 3. Februar wurde Yuliya wieder nach Bad Camberg gebracht. Ihr Zustand war stabil, doch gut ging es ihr noch lange nicht. Die Pflegerinnen und Pfleger beobachtete ich bei ihrer Arbeit sehr genau, um sie im Rahmen meiner Möglichkeiten auch entlasten zu können. Angefangen damit, Yuliya zu waschen, den Beutel mit der Sondenkost auszutauschen, wenn der leer war, oder ihr die notwendigen Tabletten zu geben. Zunächst konnten sie ihr noch nicht oral verabreicht werden. Also gab man die Medikamente in einen Mörser, zerkleinerte sie, goss Mineralwasser ohne Kohlensäure dazu, wartete, bis sich alles aufgelöst hatte, und spritzte diese Flüssigkeit dann direkt in den Schlauch, der in den Magen führte. Irgendwann ging ich auch dazu über, meinem Schatz die Thromboseprophylaxespritze zu geben. Nicht alle Ärzte und Schwestern erlaubten das offiziell. Das kann ich bis heute nicht nachvollziehen, denn sobald ein Patient nach Hause kommt, muss er sich die Spritze entweder selbst verabreichen oder es macht ein Angehöriger. Yuliya die Spritzen zu geben, hat mich überhaupt keine Überwindung gekostet, ich habe es einfach gemacht. Das Einzige, was mir in all der Zeit nicht gelang, war, ein neues Bettlaken aufzuziehen. Ich weiß nicht, wie oft ich dabei zusah und es probierte, doch es klappte einfach nicht. Also half ich nur dabei. Indem ich dem Pflegepersonal so oft und so gut es ging Arbeit abnahm, hoffte ich, dass es sich mehr Zeit für meinen Schatz nahm, wenn ich nicht da war. Im Grunde eine ganz einfache Rechnung, von der ich mir versprach, dass es mit ihr schneller aufwärts ging.

Eine der Schwestern stellte bei Yuliyas Bett die Rückenlehne immer mal wieder auf und drehte es so, dass sie aus dem Fenster schauen konnte. Yuliya sah dann aus, als würde sie auf einem Thron sitzen. Auch wenn niemand und schon gar nicht mein Schatz selbst sagen konnte, was sie wahrnahm, so fand ich es gut, dass ihr Blick nicht immer auf dieselbe Stelle an der Wand gerichtet war.

* * * * *

Von Tag zu Tag war mehr möglich. Am ersten Februarwochenende kamen samstags meine Eltern zu Besuch nach Bad Camberg. Ich hatte angefangen, mich zu meinem Schatz ins Bett zu legen. Dafür packte ich die Schläuche, über die sie versorgt wurde, unter das Kopfkissen und legte mich an ihre Seite. Dort lag ich auch, als meine Eltern eintrafen. Ich hatte einen Arm um Yuliya gelegt, mein Kopf ruhte auf ihrem Brustkorb. Dann passierte der Hammer – meine Rechnung sollte aufgehen. Wie ich so neben meinem Schatz lag, spürte ich plötzlich etwas an meiner Schulter. Was war das? Yuliya hatte mich umarmt! Es war Samstag, der 6. Februar, und nach einer gefühlten Ewigkeit hatte mein geliebter Schatz seinen linken Arm um mich gelegt! Es war ein wunderschöner Moment und ich der glücklichste Mensch der Welt. Wie sehr hatte mir das gefehlt. Das nahm ich zum Anlass, am darauffolgenden Tag die Pfleger zu bitten, Yuliya in den Rollstuhl zu setzen. Allein konnte ich das zu dem Zeitpunkt noch nicht.

Das Gebäude in Bad Camberg verfügt über zwei Lichthöfe, um die man herumgehen kann wie auf einer Galerie und nach unten schauen. So ist es möglich, sich auf jedem Stockwerk im Karree zu bewegen. Um draußen spazieren zu gehen, war es noch zu kalt. Mein Schatz friert ohnehin leicht.

Damals gab es noch eine Sitzgruppe, wo sich Angehörige mit den Patienten aufhalten konnten. In diesem Bereich standen ein paar Stühle und Tische. Yuliya und ich hielten unterwegs dort an und suchten uns ein nettes Plätzchen. Meinen Laptop hatte ich mitgenommen, denn ich wollte ihr die aktuellen Nachrichten vorlesen. Ich loggte mich auch bei Wer-kennt-wen.de ein, um meinem Schatz Bilder zu zeigen. Anschließend drehten wir noch eine Runde, fuhren wieder aufs Zimmer, wo ich Yuliya dann die Beine rasierte und die Nägel machte. Den Abend ließ ich damit ausklingen, dass ich mich zu Yuliya ins Bett legte.

In den nächsten Tagen blieb ich bei diesem Programm. Anders als im Krankenhaus in Wiesbaden baute ich jedoch noch einen Beamer in Yuliyas Zimmer auf und hängte ein Bettlaken an die Wand, um mit ihr über den Laptop DVDs anzuschauen. Stundenlang zeigte ich ihr so auch Bilder von unseren gemeinsamen Reisen, fragte sie, was auf den Fotos zu sehen ist, wo wir da gewesen waren. Außerdem zeigte ich ihr Karten. Auf ihnen hatte ich Zahlen und Buchstaben geschrieben. Ich hoffte, ihr etwas von ihrem alten Wissen zurückgeben zu können. Ich bat sie, mir mit kleinen Gesten anzudeuten, ob sie etwas von dem, was ich sagte oder von ihr erfahren wollte, verstand. Fragen mit Ja oder Nein zu beantworten war immer noch nicht möglich. Wenn ich nicht bei ihr sein konnte, zeigte ihr mein Vater die Urlaubsfotos und fragte: »Was ist darauf zu sehen?« Galina meldete sich regelmäßig telefonisch aus der Ukraine. Da Yuliya noch nicht reden konnte, dauerten die Gespräche nur wenige Minuten. Ich begrüßte es sehr, dass mein Schatz auf diesem Weg zumindest auch wieder mit ihrer Muttersprache vertraut wurde. Über Yuliyas aktuellen Stand wurde Galina von Natalie informiert.

Am 22. Februar wurde endlich Yuliyas Trachealkanüle, über die sie bis dahin geatmet hatte, entfernt. Bevor es dazu kam, hatten Ärzte und Logopäden verschiedene Tests durchgeführt beziehungsweise mit ihr vorbereitend darauf hingearbeitet. Patienten müssen zum Beispiel schlucken können und es darf sich nicht zu viel Sekret bilden. Der wurde im Krankenhaus und später in der Reha regelmäßig abgesaugt. Bei dem Geräusch war mir jedes Mal ein Schauer über den Rücken gelaufen. Der Körper wird regelrecht darauf trainiert, nicht mehr über die Kanüle, sondern über die Nase zu atmen. Yuliya hatte das über drei Monate nicht mehr gemacht, Kopf und Körper hatten »vergessen«, wie das geht. Das Lungenvolumen muss auch ausreichend groß sein.

Nach diesem Eingriff kam ich zu ihr in die Klinik und mein Schatz war unglaublich müde. Nachdem die Kanüle draußen war, bekam sie zunächst angedicktes Wasser, um weiter das Schlucken zu üben. Anschließend wurde es ersetzt durch Breikost, viel später dann durch weiches Brot. Man kann sich nicht vorstellen, was für ein langer und teilweise mühsamer Prozess es ist, die einfachsten Dinge wie eben das Schlucken neu zu lernen.

Ab März drehten wir unsere Runden zunehmend draußen auf dem Klinikgelände. Die frische Luft und die wärmende Sonne taten uns beiden gut. Auf Yuliyas Augen musste ich dabei achtgeben. Durch die Verletzungen des Stammhirns konnte sie sie nicht schließen beziehungsweise blinzeln und das ungewohnt helle Licht blendete sie. Als ich das nächste Mal nach Bad Camberg fuhr, brachte ich dann ihre Sonnenbrille mit.

Am Abend nach unserer ersten Ausfahrt bat ich meinen Schatz, sich an die Nase zu fassen. Yuliya steckte stattdessen ihren Finger in eines ihrer Nasenlöcher, was sie früher nie gemacht hätte. Dabei fing sie an zu lachen. Eine komische Situation, an die ich mich erst noch gewöhnen musste. Sie hatte dabei etwas von einem kleinen Kind, was nicht zu der erwachsenen Frau passte, die vor mir saß und unser gemeinsames Kind erwartete. Hinzu kam, dass man meinem Schatz ihre Schwangerschaft immer noch kaum ansah.

In der ersten Märzwoche kam Yuliya wieder in die Klinik nach Wiesbaden, der Port sollte entfernt werden. Für die Operation wurde sie nur örtlich betäubt. Anschließend saß sie im Bett, ihr ganzer Oberkörper war rot. Auf einmal musste sie sich wieder übergeben. Es war schrecklich mit anzusehen, wie sie sich erbrach, sie tat mir so leid. Sie hatte vor dem Eingriff nüchtern bleiben müssen, also 24 Stunden keine Sondenkost, sondern nur wenig Flüssigkeit bekommen. Das, was aus Yuliyas Magen kam, war reine Galle, und unglaublich viel davon. Ich hätte niemals für möglich gehalten, dass der menschliche Körper solche Mengen an Sekret produziert. Ihr Blick war aber die ganze Zeit über klar, sie wirkte irgendwie aufmerksam. Die OP nahm man zum Anlass, auch noch mal nach unserem Baby zu schauen. Yuliyas Bauch wurde untersucht und ein Ultraschallbild unseres Kindes gemacht. Auch dabei wirkte mein Schatz ungemein präsent, konzentriert auf das, was mit ihr gemacht wurde. »Woher nimmt sie nur die Kraft?«, fragte ich mich. Ich kann mir nicht vorstellen, dass auch nur ein Mann das so gut wegstecken würde wie meine Süße.

Als Yuliya wieder in der Reha war, zeigte ich ihr, wie man in der Gebärdensprache »Ich liebe dich« sagt. Keine Ahnung, wie oft ich die Geste wiederholte, doch am 9. März hob mein Schatz ihren linken Arm und gab mir zu verstehen: »Ich liebe dich!« Oh Mann, was für ein tolles Gefühl. Sicher, die Schritte, die sie machte, waren klein, doch drei kleine ergeben einen großen Schritt. Da über Yuliyas Lippen immer noch kein Ton beziehungsweise kein Wort kam, brachte ich ihr bei, dass der erhobene Daumen für Ja und der gesenkte für Nein steht. Bei allem, was ich sie von nun an fragte, gab ich die beiden Antwortmöglichkeiten vor und machte dazu die entsprechende Bewegung. Irgendwann machte Yuliya es nach. Doch die Trefferquote war zu Beginn sehr, sehr niedrig. Ich muss aber zugeben, dass es keine offenen Fragen waren, vielmehr wollte ich von ihr wissen, ob es beispielsweise das Haus meiner Eltern in Spanien ist, das auf einem der Fotos zu sehen war. Einmal wollte ich von ihr wissen, wie viele Piercings ich habe, und streckte ihr einen, zwei und drei Finger nacheinander entgegen, den Daumen der anderen Hand einmal raus, einmal runter. Ihre Antwort war richtig – Zufall? Auf die Frage, wie viele Kinder Yuliya mit mir haben wolle – wir hatten vor dem Unfall darüber gesprochen –, »antwortete« sie mir »drei«. Auch korrekt. Doch sehr oft, wenn ich von ihr erfahren wollte, wo wir auf einer der Aufnahmen zu sehen sind, bekam ich eine falsche Antwort. Das ging für mich nicht zusammen, dass sie mir mal folgen konnte und mal wieder nicht, und es fiel mir schwer, damit umzugehen.

* * * * *

Die Pflege, die Anne und ihre Kolleginnen und Kollegen Yuliya angedeihen ließen, war rehabilitativer Art. Das heißt, sie unterstützten sie bei der Verrichtung alltäglicher Dinge. Darunter fällt etwa das Putzen der Zähne. Anfangs erledigten es die Pflegekräfte, dann nahm man Yuliyas Hand dazu, wobei diese geführt werden musste. Irgendwann können Patienten es dann allein, doch es dauert lange, der Weg dorthin ist weit, sehr weit. Damit vergleichbare Tätigkeiten ist das Kämmen der Haare oder das Waschen des Gesichts. Und da Anne sich am intensivsten um meinen Schatz kümmerte, wusste sie auch sehr genau, worin man Yuliya wann am besten fördern konnte. Sie war immer auf dem aktuellen Stand und wusste, worauf sie aufbauen konnte. Mehr als einmal sagte sie, dass ihr die Arbeit mit Yuliya richtig Spaß mache.

Ich glaube, manchmal habe ich Anne und die anderen ganz schön gescheucht. Da ich sehr oft da war – wie während Yuliyas Krankenhausaufenthalt war ich am Wochenende bis zu 13 Stunden täglich bei ihr –, kannte ich die Abläufe auf der Station genau. Und da ich eben ein Mensch bin, der sich nicht gern langweilt, wollte ich, dass auch bei und mit meinem Schatz etwas passiert, damit sie keine Langeweile hat. Hatte sie keine Therapie oder Besuch, sorgte ich dafür, dass der Fernseher lief. Im März hatte ich ein extragroßes Gerät für sie besorgt, damit sie auch etwas sieht. Ich wusste, wann die Pflegerinnen und Pfleger Pause hatten. Wenn es so weit war, wählte ich die Nummer des Apparats im Pausenraum und bat darum nachzuschauen, ob bei Yuliya der Fernseher lief. Anne schaltete gern eines der dritten Programme ein, weil es dort Sendungen gibt, »bei denen man etwas lernt«. Dagegen hatte ich nichts einzuwenden. »Miguel, du bist manchmal ganz schön fordernd«, sagte sie mir einmal. »Ich weiß, aber ist doch alles für meinen Schatz. Und sie macht Fortschritte, oder etwa nicht? Von nichts kommt nichts!« – »Na, wenigstens weißt du es nett zu verpacken.«

Worüber ich mich jedoch richtig geärgert habe, war Therapieausfall, den ich mir nicht mit gesteigerter Vorsicht aufgrund der bestehenden Schwangerschaft erklären konnte. Offiziell begründet wurde er mit Krankheit. Darunter fiel vor allem die Wassertherapie, die freitags stattfand. Dabei erschien gerade sie mir besonders wichtig, weil Yuliya im Wasser auf ihren Füßen stehen konnte und ich davon ausging, dass sich das positiv auf Körpergefühl und Selbstbewusstsein auswirkte. Gut, mein Schatz war damals noch inkontinent und die Vorstellung, dass durch den Druck des Wassers Urin ins Becken gelangen könnte, finde ich auch nicht prickelnd. Doch was schwimmt nicht alles in öffentlichen Bädern?

Ich suchte das Gespräch mit Hannah Schlothmann, die immer ein offenes Ohr für mich hatte. Dabei schlug ich ihr vor, die Wassertherapie so zu legen, dass Yuliya häufiger in den Genuss kam. Doch leider tat sich nichts und die Therapie fiel immer mal wieder aus.

Auch wenn ich den Eindruck hatte, dass mit Yuliya zu wenig gearbeitet wurde, hatte ich das Gefühl, dass sie in der Reha Bad Camberg insgesamt gut aufgehoben war. Zu Hannah Schlothmann hatte ich volles Vertrauen, ebenso zu Chefarzt Dr. Fischer und auch zu sämtlichen Schwestern, Pflegern und Therapeuten. Es gab nur einen Zwischenfall, bei dem ich die Nerven verlor und auch Grenzen überschritt.

Das war Mitte März. Abends legte ich nach wie vor das Telefon neben mein Bett. Irgendwann in der Nacht klingelte es. Notfall, Yuliya verliere Fruchtwasser. Da die Reha-Einrichtung nicht auf schwangere Patientinnen ausgelegt ist, könne man auch nicht die in dem Fall erforderlichen Untersuchungen vornehmen. Wie schon Ende Dezember sprang ich in meine Klamotten und raste nach Bad Camberg. Der Krankenwagen stand schon bereit und mein Schatz wurde für den Transport fertig gemacht. Im Eiltempo ging es dann ins Krankenhaus nach Wiesbaden. Dort angekommen, stellte sich heraus, dass es sich nicht um Fruchtwasser, sondern um Urin handelte. Yuliya hatte ja immer noch den Blasenkatheter, weil sie immer noch im wachkomaähnlichen Zustand war. Und wie bei anderen Schwangeren auch hatte unser

Kind – es war ja nun schon größer und aktiver – gegen ihre Blase gedrückt und getreten. Dabei war etwas danebengegangen. Glücklicherweise war es nur ein Fehlalarm gewesen, doch für Yuliya waren der Transport und die Untersuchung eine unglaubliche Strapaze. Sie musste sich wieder sehr stark übergeben, was mir in der Seele wehtat. Insgesamt wurde alles zunehmend beschwerlicher für sie. Durch den größer werdenden Bauch konnte Yuliya schlechter mobilisiert werden. Das Sitzen im Pflegerollstuhl war kaum noch möglich, hinzu kamen eine große Müdigkeit und Probleme beim Aufrichten des Oberkörpers.

Zwei Tage nach diesem nächtlichen Anruf – es war frühmorgens und ich war gerade auf dem Weg zur Arbeit – klingelte mein Handy erneut. Wieder war es die Reha. Notfall, Yuliya verliert wahrscheinlich Fruchtwasser. Umgehend rief ich meinen Teamleiter in der Firma an, wendete und fuhr nach Wiesbaden in die Klinik, um schon da zu sein, wenn mein Schatz ankäme. Ein weiteres Mal Fehlalarm, zum Glück.

Am folgenden Tag war ich bei Yuliya in der Klinik, als sie wieder Wasser verlor. Ich rief die diensthabende Ärztin, die sofort zu uns kam. Sie sagte mir, dass das Risiko einer Frühgeburt mit jedem Tag steigen würde und man Yuliya wieder nach Wiesbaden bringen müsste. »Glauben Sie nicht, dass es wieder nur Urin ist, der danebengegangen ist? Die letzten zwei Male war auch Fehlalarm«, entgegnete ich. »Herr Almoril, das kann ich nicht überprüfen, trage aber die Verantwortung für Ihre Lebensgefährtin. Von daher schlage ich vor, sie nach Wiesbaden ins Krankenhaus zu bringen. Erst dann haben wir Gewissheit, dass mit ihr und Ihrem Kind alles in Ordnung ist.« – »Für Yuliya bedeuten der Transport und die Untersuchung aber enormen Stress, der sich auch negativ auf sie und unser Kind auswirken kann. Ich möchte nicht, dass Yuliya wieder nach Wiesbaden gefahren wird.« So ging es eine Weile hin und her, der Ton wurde schärfer. Erschwerend kam hinzu, dass mein Schatz sich ja nicht mitteilen konnte. In meiner Verzweiflung muss ich sehr laut geworden sein. Glücklicherweise fiel mir aber unsere Hebamme ein und ich schlug vor, sie hinzuzuziehen, was die Ärztin zunächst ablehnte. »Eine Hebamme hat hier nichts zu suchen, ich bin hier im Moment für das Wohl von Frau Gregan zuständig. Sie kommt nach Wiesbaden zur Untersuchung«, bestimmte die Ärztin. »Das ist mir scheißegal, Yuliya bleibt hier. Das wird wieder nur Urin sein!«, behauptete ich. Die Ärztin stimmte daraufhin doch zu, eine Hebamme zurate zu ziehen. Umgehend rief ich unsere Hebamme an, die nach einer knappen halben Stunde da war. Mitgebracht hatte sie schmale Papierstreifen, ich nehme an, dass man damit den pH-Wert überprüft. Damit fuhr sie über Yuliyas Slip, der Streifen wurde nass, wobei er nicht die Farbe wechselte. Es war wieder nur Urin. »Hier, Miguel, ich lasse euch ein paar Streifen da, sollte es noch mal passieren. Wenn er sich blau verfärbt, ist es Fruchtwasser, dann sofort ab in die Klinik.«

Der Ärztin rechne ich hoch an, dass sie von ihrem Standpunkt abgewichen ist. Sie hatte meinem Vorschlag letztlich zugestimmt, was großen Respekt verdient. Bis heute bin ich ihr dankbar, dass sie eingelenkt hat. Die Ärztin ging mir in den folgenden Tagen aus dem Weg. Mit einer Schwester kam ich darüber ins Gespräch, sie sagte mir, dass ich zu weit gegangen sei. Ich weiß, dass ich in Auseinandersetzungen sehr verletzend werden kann, hinzu kam der enorme Stress, unter dem ich seit Yuliyas Unfall stand. An das, was ich konkret der Ärztin gegenüber geäußert hatte, konnte ich mich zwar nicht mehr erinnern, schloss jedoch nicht aus, dass ich eine Grenze überschritten hatte. Eine Klärung der Situation war mir wichtig, da ich es nicht mag, wenn Dinge unausgesprochen bleiben und man einander ausweicht. Wenig später setzte ich mich im Pausenraum mit der Ärztin zusammen und wir redeten über den Vorfall. Dabei entschuldigte ich mich für mein überzogenes Verhalten.

* * * * *

Die Überbringung von Yuliya nach Wiesbaden bedeutete für sie eine enorme Anstrengung und für meine Mutter einen erhöhten bürokratischen Aufwand. Jede Fahrt mit dem Krankenwagen zog das Ausfüllen des Unfallfragebogens nach sich. Das heißt, jedes Mal musste angegeben werden, dass Yuliyas schwere Kopf- und Hirnverletzungen auf ihren Unfall am 16. November 2009 auf dem Weg in den Baumarkt zurückgehen. Wir gingen davon aus, dass man nach dem dritten Transport wissen müsste, was den Transport erforderlich machte. Für meine Mutter war es sehr belastend, da sie jedes Mal aufs Neue an das, was mit Yuliya passiert war, erinnert wurde. Das teilte sie der Krankenkasse auch so mit und bat darum, dass die sich einen entsprechenden Vermerk machte, um welchen Schadensfall es sich handelte, um ihr das Ausfüllen des Fragebogens zu ersparen. Man sagte ihr das zu, doch nach der nächsten Fahrt von Yuliya nach Wiesbaden lag er wieder im Postkasten.

Mich hingegen belastete zusehends, dass Yuliya immer noch nicht sprach. Sie reagierte zwar mehr auf äußere Reize. Auch körperlich, von den Bewegungen und der Beweglichkeit her, machte sie Fortschritte. Anne sagte von Anfang an, mein Schatz hätte einen guten Muskeltonus. Von den Ärzten wusste ich, dass Yuliyas Stimmbänder intakt waren. Doch warum sprach sie nicht? Ein Austausch wäre so schön gewesen und man hätte auch gewusst, was Yuliya fehlte, hätte sie sich mitteilen können. Immer wieder nahm ich ihre Hand und führte sie zu meinem Kehlkopf, um Yuliya zu zeigen, wie er arbeitete, wenn ich sprach. Auch hielt ich meinen linken Zeigefinger zwischen Yuliyas obere und untere Schneidezähne mit der Bitte, ihre Zunge dagegenzudrücken und dabei einen Laut von sich zu geben. Doch nichts geschah, mein Schatz blieb stumm.

Wie Frau Baumann vor ihr war auch Hannah Schlothmann davon überzeugt, dass Yuliya nicht mehr würde sprechen können, weil das Sprachzentrum durch die Verletzungen in Mitleidenschaft gezogen war. Frau Baumann ist Intensivmedizinerin und hat sich auf die Rettung und Wiederherstellung von Leben, menschlichem (Nerven-)Gewebe und den entsprechenden Strukturen spezialisiert, Frau Schlothmann ist Neurologin und bemüht sich um die Rehabilitation von Geretteten und die Wiedererlangung von motorischen und kognitiven Fähigkeiten. Noch gut kann ich mich an ein Gespräch mit Frau Dr. Schlothmann im April erinnern, als sie mir sagte, ich solle mir keine allzu großen Hoffnungen machen, dass Yuliya annähernd die Alte werden würde, auch wenn sie alles daransetze, dem möglichst nahezukommen: »Herr Almoril, wir vermuten, dass Frau Gregan nicht mehr sprechen wird.« Beflügelt von den bisherigen – kleinen – Fortschritten, die mein Schatz machte, entgegnete ich ihr: »Yuliya wird wieder sprechen.« Dabei ballte ich wieder meine Hand zur Faust, um meiner Überzeugung Nachdruck zu verleihen. Es war der Mittwoch vor Karfreitag.

Karfreitag war ich bereits um 7 Uhr morgens bei Yuliya in der Reha. Meine Eltern verbrachten wie früher auch die

Osterfeiertage in Spanien. Weihnachten waren sie ja noch zu Hause geblieben, weil sie mich nicht allein lassen wollten.

Am Vormittag hatte ich immer wieder mit meinem Schatz geübt, so wie die Logopädin es mir gezeigt hatte. Wie immer lag ich dabei neben ihr im Bett. Auf einmal – etwa vier Stunden hatte ich mit ihr geübt – ertönte neben mir ein leises »Ja.« Mein Schatz spricht! Ich war außer mir vor Freude. Sofort rannte ich zu Hannah Schlothmann, die an dem Tag Dienst hatte. »Kommen Sie bitte mal mit.« Zusammen gingen wir zurück ins Zimmer. »Yuliya, was hast du gesagt?« – »Ja«, flüsterte mein Schatz. »Herr Almoril, wie haben Sie denn das geschafft?« Das musste ich unbedingt meinen Eltern erzählen und rief sie in Spanien an. Sie saßen gerade mit Freunden zusammen in einem Biergarten. Ich hielt Yuliya mein Telefon hin und sie flüsterte sogar »Hallo« hinein. Meine Mutter war am anderen Ende der Leitung. Nach ihrer Rückkehr aus dem Urlaub erzählte sie mir, dass die ganze Clique anschließend geweint hätte.

Ein Wunder war geschehen. In den folgenden Tagen schaffte Yuliya es, auf Fragen mit Ja oder Nein zu reagieren. Die Antworten waren zwar immer noch nicht alle richtig, doch ich war felsenfest davon überzeugt, dass sie das auch noch hinbekommen würde.

Da es Yuliya den Umständen entsprechend besser ging und sie zunehmend wacher schien, entschied ich mich, den Besucherkreis zu erweitern. Als Ersten dachte ich an ihren Kollegen Thomas Bauer. Die ganze Zeit über hatten wir in Kontakt gestanden, ich war ein paarmal in der Bank gewesen und Thomas war auch derjenige, der mir sagte, man würde Yuliyas Stelle nun neu ausschreiben. Damit wollte er vermeiden, dass ich unvorbereitet auf die Anzeige stieß, da man mir versichert hatte, Yuliya könne jederzeit an ihren Arbeitsplatz zurückkehren – vorausgesetzt, sie wäre dazu in der Lage. Mir leuchtete ein, dass es auch in der Bank weitergehen musste, zumal mein Schatz viel Verantwortung gehabt hatte und die Arbeit nicht liegen bleiben konnte. Dass man mich im Vorfeld darüber informierte, um Irritationen zu vermeiden, fand ich sehr anständig. Thomas und Yuliya hatten sich auch sehr gut verstanden, sie waren nicht nur Kollegen, sondern Freunde gewesen und ich wusste, dass ihm etwas an ihr lag. Deshalb fiel meine Wahl auf ihn.

Thomas hatte ich auf das Treffen mit Yuliya »vorbereitet«, indem ich ihm Bilder und Filme zeigte, die ich von ihr gemacht hatte. Mir war wichtig, dass er wusste, was ihn erwartete. Auch wenn er von Anfang an sagte, ich sollte Bescheid geben, sobald man Yuliya besuchen könnte, so kostet dieser Schritt den einen oder die andere doch Überwindung. Außerdem war mein Schatz quicklebendig gewesen, als Thomas sie das letzte Mal gesehen hatte – an ihrem letzten Arbeitstag, ein Feierabend wie immer. Er fragte mich auch, ob er etwas bei dem Besuch beachten solle. »Sei wie immer, sprich ganz normal mit ihr«, riet ich ihm.

Nach Ostern war es dann so weit, Thomas kam nach Feierabend in die Reha nach Bad Camberg. Er klingelte kurz durch und ich nahm mit Yuliya den Aufzug, um ihn im Foyer der Klinik zu begrüßen. Ich hatte ihr extra etwas Nettes angezogen, das Haar schön gemacht, sie sah toll aus. »Guck mal, wer da ist, Besuch für dich«, sagte ich zu meinem Schatz, als wir uns Thomas näherten. Die Begrüßung war herzlich, zu dritt fuhren wir dann nach oben. Neben einem Strauß Blumen und guten Wünschen von den übrigen Kollegen hatte Thomas noch weitere Fotos mitgebracht, die Yuliya in ihrem Schreibtisch in der Bank aufbewahrt und die ich vergessen hatte. Wir sahen sie uns gemeinsam an, wobei die Kommunikation über mich lief. Mehr war noch nicht möglich. Thomas hatte auch Bilder von seiner Tochter dabei, er war vor Kurzem Vater geworden. Er erzählte von Charlotte und wie es ist, Eltern zu sein, und erwähnte, dass Yuliya ihm als Einzigen in der Bank eine Woche vor ihrem Unfall von der Schwangerschaft erzählt hatte. Über die Arbeit sprachen wir jedoch nicht, denn ich glaubte, dass es für meinen Schatz zu schmerzhaft gewesen wäre.

Dann musste sie weinen, wobei ich gar nicht mehr sagen kann, worum es gerade ging. »Miguel, du sagst Bescheid, wenn es zu viel wird. Soll ich besser gehen?«, wollte Thomas daraufhin von mir wissen. »Nein, nein, ist schon in Ordnung. Yuliya erinnert sich. Kannst schon noch dableiben.«

Ich kann mir vorstellen, dass ihn ihr Anblick irritiert haben muss. Mein Schatz hatte ja durch die Gesichtslähmung keine Mimik und auf einmal liefen ihr die Tränen. Thomas war in dem Moment aber nichts anzumerken. Zwischendurch verließ ich die beiden kurz, um mir eine Cola zu holen. Als ich zurückkam, hielt Thomas immer noch Yuliyas Hand. Auf seine Fragen hin erzählte ich ihm, was alles an Therapien mit ihr gemacht wurde. Sein Interesse war groß und die Freude über ihre Fortschritte ihm deutlich anzumerken.

Nach gut einer Stunde begleiteten wir Thomas wieder nach unten. Yuliya hatte sein Besuch im positiven Sinne aufgeregt, regelrecht angeregt. Sie war danach entsprechend erschöpft, doch ihr hatte das Wiedersehen sehr gutgetan. Ihre Reaktionen wie das Weinen waren ein eindeutiges Zeichen dafür, dass sie sich erinnerte. »Du wirst sehen, Thomas, deine Kollegin kommt wieder zurück. Yuliya wird wieder, da bin ich mir ganz sicher!«, sagte ich zu ihm, als wir uns verabschiedeten.

Ein paar Tage später rief Thomas mich noch einmal an. Er sagte mir, dass er im Vorfeld eine gewisse Angst vor dem Treffen gehabt hätte. Dabei wären ihm dann noch mal der große Einschnitt, den Yuliyas Unfall bedeutet, und der Verlust bewusst geworden. In dem Zusammenhang bot er mir nochmals an zu helfen, sollten wir etwas brauchen. »Miguel, ich bin aber vor allem froh, dass ich da war. Melde dich unbedingt, wenn es passt, ich möchte gern wiederkommen«, sagte er zum Abschied. – »Yuliya hat sich auch gefreut und ich melde mich, versprochen.«

LENA

Ab der letzten Aprilwoche war Yuliya sehr, sehr müde. Sie schlief fast ausschließlich und öffnete nur noch ganz selten ihre Augen. Hinzu kam wieder häufigeres Erbrechen. Woran lag es? Hatte sie sich wieder etwas eingefangen, lag es am durch die Fehlstellung der Augen hervorgerufenen Schwindel? War das Übergeben auf die schweren Verletzungen zurückzuführen, war es schwangerschaftsbedingt? Immer öfter stellte ich meine Entscheidung für unser Kind infrage. Mein Schatz schien durch die Hölle zu gehen und ich war mir nicht mehr sicher, ob es richtig war, dass sie das Kind austrägt. Sie tat mir so leid und ich hätte ihr so gern einen Teil, ach was, die ganze Last abgenommen.

Gegen Ende des Monats deutete sich langsam an, dass Yuliya ihren Wortschatz wiederentdeckte beziehungsweise neu aufbaute. Einmal setzte ich sie an die Bettkante und erklärte ihr, dass sie in der Reha sei, weil sie einen schweren Unfall gehabt habe. Ich sprach auch davon, dass der Weg, der vor uns beiden läge, noch sehr lang wäre. Wie sie so dasaß, sagte sie auf einmal: »Wir schaffen das schon.« Unglaublich, sie verwendete Wörter, die sie monatelang nicht benutzt hatte, deren Sinn sie erst wieder neu verstehen und artikulieren lernen musste. Und dann stimmte auch noch der Zusammenhang, in dem sie sie gebrauchte. Ich war so stolz! Doch das war nicht alles. Wenn ich abends bei Yuliya war, bestellte ich mir regelmäßig Essen beim Italiener oder Griechen. Nachdem ich meinem Schatz ihr Abendessen gegeben hatte, öffnete ich den Deckel meiner Grillplatte. Es roch köstlich. »Sieht lecker aus«, war Yuliyas Kommentar. Wow, mein Schatz sprach, ohne dass ich sie dazu aufgefordert hatte. Keine Frage, dass es mir an dem Abend noch besser schmeckte.

Apropos essen. Bei der Ultraschalluntersuchung unseres Kindes im April sagten uns die Ärzte in Wiesbaden, dass das Kind sehr klein wäre. Der im Jahr zuvor ermittelte Geburtstermin war der 20. Juni. Etwa zwei Monate zuvor lag das Gewicht unseres Kindes bei 1800 Gramm. Und da Yuliya mein Essen zumindest optisch bereits zugesagt hatte, ging ich dazu über, für sie etwas mitzubestellen. Das war nicht ganz ungefährlich, denn mein Schatz konnte nach wie vor nicht richtig kauen. Am Wochenende orderte ich für uns beide mittags und abends beim Griechen oder Pizzaservice, und unter der Woche nur am Abend. Nach dem Essen achtete ich darauf, dass Yuliyas Wangentaschen leer waren. Es hätte sonst passieren können, dass sie an möglichen Resten erstickt. Einmal – die Hälfte des Weges nach Hause hatte ich fast geschafft – fiel mir ein, dass ich ihre Wangentaschen nicht geleert hatte. Oh je, ich griff zum Telefon und rief in der Reha an. Als ich am nächsten Tag in die Klinik kam, war ganz schön was los. Ich glaube aber, dass der eine oder andere Pfleger schon vorher etwas bemerkt haben muss, denn Yuliyas Essen ging oft zurück. Gesagt hat aber niemand etwas.

Es gab noch etwas Verbotenes, das ich mit Yuliya machte. Wichtig war mir, dass sie nicht nur sprechen und laufen wieder neu erlernte, sondern dass sie sich auch erinnerte. Dafür hatte ich schon seit Längerem Bilder und Videos mitgebracht. Auf einer Aufnahme war auch der Kühlschrank zu sehen, den wir für unsere neue Küche ausgesucht hatten. Spontan hatten wir uns damals beide im Einrichtungshaus für dasselbe Modell entschieden. Anders als bei unseren Urlaubsorten hatte Yuliya ihn auf Anhieb erkannt und zugeordnet. Das brachte mich auf die Idee, mit meinem Schatz einen Ausflug zu machen. Ich sprach darüber mit meinem Vater und meinem Onkel Torsten. Die Entscheidung überließen sie grundsätzlich mir, hatten aber auch keine Einwände. Gesagt, getan. Torsten hatte einen VW-Bus, den wir für die Ausfahrt nutzen wollten. Infrage kam nur ein Wochenende, da mein Onkel unter der Woche arbeitete. Eines Samstags also sollte es so weit sein. Ich war schon seit dem Morgen bei Yuliya, nach dem Mittag kamen mein Vater und Torsten. Gemeinsam nahmen wir mit meinem Schatz den Aufzug ins Erdgeschoss und verließen wie zu einem Spaziergang den Eingangsbereich der Klinik. Der Bus stand bereit. Mein Onkel setzte sich ans Steuer, mein Vater und ich nahmen Yuliya auf der mittleren Sitzbank zwischen uns. Sie konnte sich nicht selbstständig gerade halten, sodass wir sie von links und rechts stützten. Und los ging die Fahrt.

Das Wetter war traumhaft, die Sonne schien. Abgemacht war, mit ihr durch die vertraute Umgebung zu fahren. Wir drehten eine Runde durch den Ort, wo Yuliya und ich im Haus meiner Eltern wohnten. Das, was zu sehen war, die ihr bekannten Orte, kommentierte ich entsprechend, um ihr beim Erinnern zu helfen. Es sollte meinen Schatz aber auch nicht überfordern, also fuhren wir nach einer guten halben Stunde wieder zurück nach Bad Camberg.

Nachdem ich gesehen hatte, dass es funktionierte, unternahm ich an den Wochenenden auch allein Ausflüge mit Yuliya. Dabei war es kein Problem, sie auf dem Beifahrersitz anzuschnallen, Torsten und mein Vater hatten vor allem mir bei der ersten Aktion Sicherheit geben sollen. Die Ausfahrten dauerten nie mehr als etwa eineinhalb, später bis zu drei Stunden, sodass wir meist schon zurück waren, bevor uns Pfleger und Schwestern vermissen konnten. Als Zeitraum wählte ich meist den frühen Nachmittag, weil da die Schicht auf der Station wechselte. Ich hatte seit dem Frühjahr längere Spaziergänge mit meinem Schatz unternommen und begründete unser Verlassen des Zimmers beziehungsweise der Reha-Einrichtung nun damit. Bei unserer ersten Fahrt zu zweit fragte ich Yuliya nach den Namen der Ortschaften, durch die wir fuhren. »Fängt mit W an«, gab ich ihr einmal einen Tipp. »Wiesbaden?«, fragte sie zögerlich. Es war mühsam, sie erinnerte sich lediglich an die Ortsbezeichnung des Dorfes, wo meine Eltern wohnten. Während dieser Spazierfahrt wurde meinem Schatz dann schlecht und sie musste sich übergeben, als ich vor der Tür unseres Hauses anhielt. Ich hatte wahnsinnige Angst um sie, denn ich wusste nicht, was ihr fehlte. War es die Schwangerschaft, hatte es mit einem Medikament zu tun? Ohne Yuliya oder das Auto auch nur notdürftig sauber zu machen, drehte ich um und fuhr mit meinem Schatz zurück nach Bad Camberg, wo ich sie schnell wieder in ihr Bett brachte. Der Schwester, die dann ins Zimmer kam, sagte ich, Yuliya hätte sich gerade erbrochen. Schlecht war ihr dann nicht mehr. Ich verbrachte wie immer den Abend bei ihr und wir schauten uns noch eine DVD an.

Bevor ich am nächsten Tag zu meinem Schatz in die Klinik fuhr, machte ich das Auto gründlich sauber. Ich wollte erneut mit Yuliya zu unserem Haus und ließ mich von dem Erlebnis am Vortag nicht abhalten. Ich wollte sehen, wie sie reagiert, ob es irgendein Wiedererkennen gibt. So wie ich ihr immer wieder erzählte, dass sie auf dem Weg in den Baumarkt einen schweren Unfall gehabt hatte, beschrieb ich ihr, was sie an diesem Tag mit ihrer Mutter im Haus gemacht hatte. Seit dem 16. November war ich nicht mehr dort gewesen, doch mit Yuliya an meiner Seite ging es. Der grobe Plan war nun, dass ich dann mit unserem Kind nach seiner Geburt dort einziehen würde. Yuliya musste ja weiterhin in der Reha bleiben und fit werden.

Wegen meiner bevorstehenden Vaterschaft machte ich mir einige Gedanken. Yuliya stammt aus der Ukraine und wir waren nicht verheiratet. Mir war wichtig, dass ich als Vater unseres Nachwuchses sofort anerkannt werden würde und dass unser Kind neben der deutschen Staatsbürgerschaft auch meinen Familiennamen erhielt. Das wäre automatisch so gewesen, hätte mein Schatz nicht den Unfall gehabt und hätten wir wie geplant am 19. Dezember 2009 geheiratet. Mit meinen Eltern überlegte ich, welche Alternativen sich boten. Meine Mutter setzte sich schließlich mit dem Jugendamt in Verbindung, um in Erfahrung zu bringen, wodurch ich als Vater anerkannt werden würde. Dort riet man ihr, einen Notar zu kontaktieren. Sie sprach mit einer Wiesbadener Kanzlei, wo man ihr aber sagte, ein Vaterschaftstest sei erst nach der Geburt möglich. Außerdem müssten wir uns einen Notar in dem Ort suchen, wo Yuliya gemeldet ist, also Idstein. Meine Mutter, deren Arbeitsplatz sich ebenfalls dort befand, rief einen ihr bereits bekannten Notar an. Von ihm erfuhr sie, dass er gar nicht zuständig war, sondern ich mir einen Ansprechpartner in Bad Camberg suchen müsste, da Yuliya dort in Reha und der Wohnsitz in dem Fall nicht ausschlaggebend sei. Komplizierte Angelegenheit.

Die Wahl des Notars erwies sich als gut, denn er rief meine Mutter häufig an und wies auf viele Dinge hin, die zu beachten wären. Er empfahl uns auch, Yuliya auf den Termin vorzubereiten. Sie sollte nämlich in Anwesenheit einer Ärztin, eines Standesbeamten und eines Polizisten bestätigen, dass ich der Vater unseres ungeborenen Lebens bin, ich musste natürlich auch dabei sein. Keine Ahnung, wie oft meine Eltern und ich ihr erklärten, was wir vorhatten, wer kommen würde und was sie antworten müsse. Einfache Fragen konnte mein Schatz inzwischen beantworten, aber häufig lag sie noch falsch damit. Ich war unglaublich nervös, denn von dem Termin hing eine Menge ab.

Anfang Mai wurde Yuliya dann vom Standesbeamten befragt. »Sind Sie Yuliya Gregan?« – »Ja.« »Ist das Miguel Almoril?« – »Ja.« – »Ist Miguel Almoril der Vater?« – »Ja.« Dreimal richtig! Es war spannender gewesen als bei *Wer wird Millionär?*. Ich weiß nicht, wie viele Steine mir vom Herzen fielen, so erleichtert war ich. Wieder war eine Hürde genommen, hatten wir etwas geschafft und waren einen Schritt weitergekommen.

✳ ✳ ✳ ✳ ✳

Von ähnlichen Erlebnissen, wie ich sie mit Yuliya hatte, als sie beispielsweise in der ersten Februarwoche den Arm um mich legte, können auch meine Eltern berichten. So ist mein Vater fest davon überzeugt, dass mein Schatz während der Zeit im Wachkoma genau gespürt hat, dass jemand von uns bei ihr war. Sie habe sehr oft seine Hand gedrückt. Ebenso habe Yuliya meine Mutter, als sie an Muttertag bei ihr in der Klinik war, zum Abschied fest gedrückt. Meiner Mutter fiel es schwer, die Tränen zurückzuhalten, so gerührt war sie. Es kostete sie viel Mühe, denn sie wollte unbedingt meiner Bitte folgen, nicht vor meinem Schatz zu weinen. Erst nachdem sie das Zimmer verlassen hatte, ließ sie ihren Gefühlen freien Lauf, einer Mischung aus Lachen und Weinen. Ich nehme an, dass sich bei ihr über die Wochen und Monate auch sehr viel angestaut hatte und es wird ihr gutgetan haben, dass es endlich rauskam, weil sie ein emotionaler Mensch ist und die Anspannung zeitweise extrem gewesen war.

Ende April war ich mit Yuliya zu einer weiteren Untersuchung im Krankenhaus. Unser Kind war sehr aktiv, aber es hieß immer noch, es wäre sehr klein. Bei der Gelegenheit stellten wir uns auch dem Arzt und seinen Kollegen vor, die unser Kind entbinden sollten. Dabei ging es weniger um den Ablauf an sich oder medizinische Details, vielmehr war es ein persönliches Kennenlernen. Anschließend statteten Yuliya und ich auch der Station einen Besuch ab, wo sie so lange gelegen hatte. Das ganze Team der Intensivmedizin war von ihren Fortschritten begeistert. Eine der Ärztinnen fragte sie, wie es aussehen würde. Daraufhin sagte mein Schatz: »Es wird gut.« Wer weiß, vielleicht wollte sie allen, die dort für sie da gewesen waren, etwas zurückgeben? Yuliya gelang es zwar noch nicht, ihren Kopf anzuheben, doch alle fanden es schön zu erleben, wie sich ihre Fähigkeiten weiterentwickelten. Ich hatte jedenfalls nicht damit gerechnet, dass das Interesse daran und die Freude darüber so groß sein würden. Irgendwie hatte ich das Gefühl, mein Schatz ist für alle Beteiligten etwas Besonderes.

Yuliya war immer noch unheimlich müde. Ihre Augen hielt sie fast permanent geschlossen, selbst wenn ich sie fütterte. Den Mund öffnen und kauen, das ging gerade noch so. Das geringe Gewicht unseres Kindes spornte mich jedoch an, ihr so viel Essen wie möglich zu geben. Davon konnte mich auch nicht das Verbot der Logopädin abhalten. Unser Kind auszutragen schien Yuliya wahnsinnig viel Kraft zu kosten, immer wieder fragte ich mich, ob ich richtig entschieden hatte. Auch das Erbrechen war nicht seltener oder weniger geworden. Dabei war es wichtig, dass sie ausreichend Kalorien zu sich nahm. Die entsprechende Menge an Sondenkost zu verarbeiten und zu verdauen, die dafür erforderlich war, war sicher eine weitere Belastung für meinen Schatz. Ich sehnte den Tag herbei, an dem unser Kind geboren würde.

Am 11. Mai wurde unser Baby erneut in Wiesbaden untersucht. Die Ergebnisse waren alle sehr gut, auch wog es mittlerweile 2000 Gramm, was mich besonders erfreute. Von dem Tag an hatte ich Urlaub, sodass ich mich noch intensiver um Yuliya kümmern konnte. Das hieß auch: mittags und abends zusätzlich Essen vom Italiener oder Griechen. Der Risiken war ich mir natürlich bewusst, entsprechend passte ich auf, dass ihre Wangentaschen immer leer waren. Die Ermahnung, die ich vor einigen Wochen erhalten hatte, war mir noch sehr präsent.

Gut zwei Wochen später musste Yuliya sich noch häufiger übergeben. Außerdem hatte sie einen harten Bauch. Was war mit meinem Schatz los? Ich kann mich nicht daran erinnern, jemals in meinem Leben so nervös gewesen zu sein. Wie sehr wünschte ich mir in dem Moment, Yuliya könnte mit uns sprechen! Abends fuhr ich dann sehr angespannt und in großer Ungewissheit nach Hause.

Die Nacht über habe ich fast kein Auge zugemacht, so groß war meine Sorge um Yuliya und unser Kind. Entsprechend früh war ich wieder bei ihr in der Reha. Ich weiß nicht mehr, welche Pflegerin bei uns im Zimmer war. »Irgendetwas stimmt mit Yuliya nicht, sie ist anders«, sagte ich zu ihr. »Also mir fällt nichts auf«, erwiderte sie. Sie holte noch Feedback von anderen ein, doch auch sie meinten, mein Schatz wäre wie immer. Selbst die diensthabende Ärztin konnte nichts Ungewöhnliches feststellen. »Mutter, ich glaube, Yuliya hat Schmerzen. Sie ist so unruhig«, teilte ich meiner Mutter im Laufe des Vormittags am Telefon mit. »Meinst du? Halt mich auf dem Laufenden, ja?«, bat sie mich am Ende des Gesprächs.

Yuliya ließ ich nicht mehr aus den Augen. »Was hast du? Fehlt dir etwas? Kann ich dir irgendwie helfen? Ach, wenn du dich nur richtig mitteilen könntest!«, versuchte ich meinen Schatz zu irgendeiner Aussage, zu irgendeinem noch so kleinen Hinweis zu bewegen. Es war kaum auszuhalten, so hatte ich Yuliya in all der Zeit nicht erlebt. Meine Mutter war in der Situation meine einzige Ansprechpartnerin. Ich rief sie noch zwei-, dreimal im Büro an. »Miguel, soll ich Yuliyas Gynäkologin anrufen?«, bot sie mir schließlich an. »Ja, das ist eine gute Idee. Erklär ihr bitte, was los ist. Ich gebe dir ihre Mobilnummer. Soweit ich weiß, hat sie im Moment Urlaub.« Meine Mutter versprach, sich sofort darum zu kümmern.

Eine gute halbe Stunde später traf Yuliyas Frauenärztin in der Reha in Bad Camberg ein. Sie sah sich sofort meinen Schatz an: »Herr Almoril, Sie hatten recht. Der Muttermund ist geöffnet. Das heißt, Ihre Lebensgefährtin hat bereits Wehen. Es kann nicht mehr lange dauern und Ihr Kind muss geholt werden.« In Windeseile wurde Yuliya für den Transport nach Wiesbaden fertig gemacht. Über unseren Aufbruch informierte ich noch schnell meine Mutter, damit sie Bescheid wusste. Ich fuhr selbstverständlich im Krankenwagen mit. Auf der Entbindungsstation erwartete man uns bereits. Der Arzt und sein Team klärten mich über den Ablauf der Entbindung auf und fragten, ob ich sie dabei unterstützen könnte, da ich meinen Schatz am besten kannte. Ich stimmte natürlich zu, schließlich war es endlich, endlich so weit, unser Kind sollte kommen. Und Berührungsängste hatte ich ohnehin zu keinem Zeitpunkt gehabt. Bei unserem Vorgespräch im April war bereits erwähnt worden, dass das Kind aufgrund Yuliyas Verfassung per Kaiserschnitt geholt werden sollte. Ursprünglich sollte es um 16.30 Uhr da sein, aber aus irgendeinem Grund verschob sich die Geburt um etwa eine

Stunde. Auch das teilte ich meiner Mutter mit, bevor es in den Kreißsaal ging.

Wie die Ärzte und Schwestern trug auch ich einen grünen Kittel, als man Yuliya mir gegenüber auf einen Tisch setzte. Ich hielt sie fest, da sie ja immer noch nicht allein sitzen konnte, während sie die Spinalanästhesie bekam. Unmittelbar danach legte man Yuliya rücklings auf den Tisch, ein grünes Tuch wurde gespannt. Ich hätte zusehen können, hielt es aber für besser, ihre linke Hand zu halten und ihren Kopf zu streicheln. Mein Schatz war ansprechbar, aber immer noch nicht richtig da. Nach gut zehn Minuten war unser Kind geboren. Lena.

AB JETZT ZU DRITT

Den ersten Schrei unseres Kindes zu hören, war unglaublich und unbeschreiblich schön. Wie lange hatte ich darauf gewartet? Endlich war Lena da, es war der 28. Mai 2010. Meine Freude war riesengroß. Man reichte sie mir gleich nach der Entbindung über das grüne Tuch hinweg und ich gab unserer Tochter einen Kuss auf die Stirn. Ich nahm Lena kurz an mich und hielt sie auch Yuliya hin, damit sie ihr ebenfalls einen Kuss geben könne. Doch mein Schatz war zu erschöpft, was niemanden wunderte.

Sofort nach der Geburt kam Lena auf die Intensivstation, um sie gründlich zu untersuchen. Obwohl es vorher so abgesprochen worden war, war es für mich ein kleiner Schock. Ich wollte sie nicht gleich wieder hergeben – vielleicht hatte ich auch Angst vor dem Ergebnis. An Lena schien zumindest äußerlich alles dran zu sein und ihre erste Reaktion – lautes Weinen – durchaus normal. Vor allem war auch ihr Gewicht, dafür, dass sie einen Monat zu früh auf die Welt kam, normal: Sie wog 2520 Gramm.

Lena musste intensiv untersucht werden, wenn man bedenkt, welche Mengen an Medikamenten sie in ihrem kurzen Leben bislang indirekt verabreicht bekommen hatte. Yuliya hatte die ersten Wochen starke Schlaf- und Schmerzmittel sowie hirndrucksenkende Mittel erhalten. Hinzu waren Antibiotika gekommen wegen der Blasen-, Lungen- und Pilzinfektionen und im weiteren Verlauf Medikamente, um Darmträgheit und -verschluss vorzubeugen, da mein Schatz ausschließlich gelegen beziehungsweise gesessen hatte. Auch magenschonende Mittel sowie Medikamente gegen Epilepsie waren darunter gewesen. Letztere waren prophylaktisch und sollten auch nach der Geburt weiter genommen werden, da es zu Anfällen kommen könnte, denn Yuliyas Gehirn war stellenweise stark vernarbt aufgrund des Hirninfarkts.

Meine Eltern informierte ich umgehend, dass die Entbindung gut verlaufen war und es uns dreien den Umständen entsprechend gut ging. Ihnen war die Erleichterung deutlich anzuhören. Später gestand mir meine Mutter, dass sie an dem Tag in der Firma vor Angst gezittert hätte. Meine Eltern hatten sich die Frage, ob unser Kind wohl gesund zur Welt käme, nicht laut gestellt und auch tabuisiert. Was wäre, wenn der Säugling Fehlbildungen hätte oder geistig behindert wäre? Je näher der Entbindungstermin rückte, umso mehr Gedanken müssen sich meine Eltern jeweils gemacht haben. Auch ich entspannte mich nun langsam, der Tag war doch sehr aufregend gewesen.

Bis die Untersuchungen von Lena abgeschlossen waren, blieb ich bei Yuliya. Ohne meinen Schatz wollte ich nicht zu unserem Kind. Wir hatten ein Familienzimmer auf der Entbindungsstation, wo wir beide die nächsten Tage gemeinsam untergebracht waren. Als es dann so weit war, fuhren wir mit dem Aufzug nach oben. Noch bevor wir einen Blick in den Brutkasten werfen konnten, hieß es: »Herr Almoril, Frau Gregan, Sie haben eine kerngesunde Tochter. Lena fehlt nichts.« Ich brachte keinen Ton heraus, was selten vorkommt. Freude und Erleichterung über diese gute Nachricht verschlugen mir einfach die Sprache. Yuliya reagierte hingegen gar nicht – weder auf Lena noch darauf, dass mit ihr alles in Ordnung war. Das machte mir schon zu schaffen, auch wenn ich aufgrund der Erschöpfung keine große Regung, so doch zumindest ein Zeichen des Verstehens erwartet hatte.

Das Ergebnis der Untersuchung teilte ich meinen Eltern sofort mit, noch bevor wir wieder oben in unserem Zimmer angelangt waren.

Am folgenden Tag kamen meine Eltern uns im Krankenhaus besuchen und zu viert gingen wir dann zu Lena. Meine Eltern waren begeistert, unsere Tochter war aber auch ein ausgesprochen hübsches Baby. Es war meine Mutter, die Yuliya fragte, ob sie unser Kind halten wolle. Eingeschränkt, wie mein Schatz zu dem Zeitpunkt war, wollte sie wohl nicht, jedenfalls blieb sie teilnahmslos. Trotzdem legten wir ihr Lena auf den Schoß. Reglos sah Yuliya unsere Tochter an, während sie in ihrem linken Arm lag. Yuliyas Kopf hing nach vorn, was nicht nur auf die schlaffe Nackenmuskulatur aufgrund des langen Tragens der Halskrause zurückzuführen war. Mein Schatz schlief auch während des Besuchs bei Lena immer wieder ein. Sie sah dabei so unsagbar traurig aus, dass es mir fast das Herz brach. Insbesondere meine Mutter erschreckte der Anblick von Yuliya. Sie fragte sich, wie es weitergehen sollte mit unserer kleinen Familie. Auch wenn sie und mein Vater sich neben mir um Lena kümmern wollten, bis Yuliya so weit war, konnte sie sich in dem Moment nicht vorstellen, wie zwischen Mutter und Kind Nähe entstehen sollte.

Bei meinem Schatz war ja der Bereich des Gehirns stark zerstört worden, der für den Aufbau emotionaler Bindung zuständig ist. Wir hatten den Eindruck, als wäre Lena für Yuliya eine Fremde. In dem Moment fragte ich mich, ob Yuliya überhaupt bewusst war, dass sie schwanger gewesen war und am Tag zuvor unser gemeinsames Kind entbunden hatte. Was hatte sie davon mitbekommen? Was von dem, was kurz vorher geschehen war – die Wehen, der Transport nach Wiesbaden, die Geburt?

Später an diesem Tag war ich noch mal allein bei Lena. Anschließend traf ich zufällig Dr. Michaelis, der mir erzählte, dass sie lange und heftig im Team diskutiert hätten, ob ein Fortsetzen der Schwangerschaft zu verantworten war. Das machte mir noch einmal bewusst, welch hohes Risiko ich in Kauf genommen hatte.

Als sich im Herbst 2009 herausstellte, dass mein Schatz schwanger war, beschloss ich gleich, einen Geburtsvorbereitungskurs zu machen. Doch durch den Unfall, die Sorge um Yuliya und die viele Zeit, die ich mit ihr und bei ihr verbracht habe, fiel das komplett unter den Tisch. Und als Lena dann da war, hatte ich verständlicherweise überhaupt keinen Plan, wie man einen Säugling versorgt. Meine Eltern auch nicht, denn es war nun mehr als 30 Jahre her, als mein Bruder und ich klein waren. In so einer Zeitspanne ändert sich viel, was den Umgang mit und die Versorgung von Neugeborenen angeht. Also bekamen wir drei einen Schnellkurs in der Klinik: Fläschchen geben, anziehen, wickeln, etc. Ich fand das ungeheuer spannend und war stolz wie Oskar, dass ich das alles einigermaßen gut hinbekam.

Einmal, nachdem mein Schatz und ich nach Lena geschaut hatten, sprach uns auf dem Weg zum Aufzug jemand von hinten an. Ich drehte mich um, es war eine Ärztin der Klinik, doch ihr Gesicht war mir nicht vertraut. »Herr Almoril, wie geht es Ihrer Lebensgefährtin?« Ich brauchte einen Moment, bis ich sie zuordnen konnte. Es war Katharina Theisen, die Chefärztin. Ich schilderte ihr Yuliyas Fortschritte und fasste die Ereignisse der letzten Monate zusammen. »Und was macht Ihr Baby? Ist alles, wie es sein sollte?« Mit einem Strahlen berichtete ich ihr von Lena und nannte ihr auch das Zimmer, wo sie lag. »Ach, das freut mich aber. Es ist schön zu erfahren, dass auch mal Wunder geschehen. Ich wünsche Ihnen dreien alles Gute. Machen Sie weiter so!«

Yuliya war die folgenden Tage sehr geschwächt und kaum ansprechbar, sie schlief sehr viel. Ähnlich wie anfangs in der Reha Bad Camberg schienen auch die Schwestern auf der Entbindungsstation mit ihr etwas überfordert. Sie waren froh, dass ich da war und sie unterstützen konnte. Wenn ich arbeiten musste, waren meine Eltern bei meinem Schatz und Lena. Eines Tages bekamen wir Besuch von meinem besten Freund und seiner Frau. Es tat gut, die beiden zu sehen, denn das letzte Treffen lag schon eine ganze Weile zurück und der Kontakt hatte sich auf Telefonate beschränkt. »Du hast zwar immer beschrieben, wie euer Leben momentan abläuft. Doch heute sehe ich zum ersten Mal, was du alles machst«, meinte Dirk plötzlich zu mir. »Was meinst du?«, fragte ich nach. »Na, du bist derjenige, der Yuliyas Position verändert, da sie es noch nicht selber kann. Du gibst ihr die Medikamente, die sie braucht, du machst sie sauber. Das ist unglaublich. Ich kannte bisher keinen Mann, der sich so intensiv um seine Freundin kümmert.« Die anerkennenden Worte taten mir sehr gut, auch wenn das alles eigentlich selbstverständlich für mich war. Ich wollte Yuliya schließlich versorgen können, für sie da sein und ihr helfen, solange sie auf Unterstützung angewiesen war.

Eines der größten Komplimente machte mir einer der Gynäkologen, die meinen Schatz während der Monate vor der Geburt betreut hatten. Er sagte mir, dass die Entscheidung für Lena letztlich genau richtig gewesen wäre, obwohl zu keinem Zeitpunkt sicher war, ob unsere Tochter gesund ist und man somit hätte Entwarnung geben können. Eine höhere Anerkennung kann ich mir – auch im Rückblick – nicht vorstellen.

Eine knappe Woche später wurde Yuliya auf meinen Wunsch hin entlassen. Mir war wichtig, dass mit ihr in der Reha weitergearbeitet wurde. Sie sollte so schnell wie möglich für unser Wunschkind sorgen können. Wie schon Ende Dezember war ich der Meinung, dass man im Krankenhaus nichts mehr für sie tun konnte. Ihre Kaiserschnittnarbe konnte auch in Bad Camberg versorgt werden und verheilen.

Bei unserer Ankunft stand dort anlässlich der Geburt unseres Kindes ein Korb mit Früchten bereit und unsere Tochter bekam ein Bärchen geschenkt. Eine Geste, die mich gefreut hat.

Lena und ich zogen gemeinsam in unser Haus ein. Die nächsten zwei Monate war ich in Elternzeit. Ein bisschen aufgeregt war ich schon im Vorfeld, da ich mich nun allein um unsere Tochter kümmern musste. Ihre Wiege hatte ich im Schlafzimmer neben unser Bett gestellt, wobei ich nachts nur aufstehen musste, um das Fläschchen zu richten, ansonsten schlief Lena von Beginn an durch. Wenn ich Fragen hatte, rief ich meine Mutter an. Den Morgen nutzte ich häufig, um zu laufen oder Fahrrad zu fahren. In dieser Zeit sahen anfangs meine Oma Rosi – die jedoch leider schnell überfordert war – und meine Tante Martina, Torstens Frau, nach Lena. Den übrigen Tag verbrachten die Kleine und ich bei Yuliya in Bad Camberg. Ich hatte extra ein Reisebett für sie besorgt, das neben dem von meinem Schatz stand. Von Anfang an war unsere Tochter mit in der Reha-Einrichtung. Mit Decken baute ich für unser Kind ein Nest auf Yuliyas Bauch, wo ich es hineinlegte. Dort schlief Lena friedlich, wenn mein Schatz ihr die Flasche gab. Das mag Verwunderung hervorrufen, doch Yuliyas linke Hand hatte schon so weit Funktion, sodass ich von Anfang an großen Wert darauf gelegt habe, denn auf die

Art und Weise wollte ich erreichen, dass sie zueinander eine Bindung aufbauten.

Yuliyas seelische Verfassung war auch in den folgenden Wochen immer noch schlecht. Bedingt durch die hormonelle Umstellung nach der Schwangerschaft war sie traurig und depressiv. Hinzu kam, dass sie nun andere Medikamente, beispielsweise gegen Epilepsie, nehmen musste. Während der Schwangerschaft hatte man ihr nicht alles geben können. Ihre Erschöpfung – welche Frau ist nach einer Entbindung topfit? – wirkte sich auch nicht förderlich auf ihre Stimmung aus. Wie schon nach der Geburt fragte ich mich immer öfter, was sie überhaupt mitbekam. Inwieweit hatte Yuliya verstanden, dass sie schwanger gewesen war, ein gesundes Kind entbunden hatte und nun Mutter war? Ich weiß nicht, wie oft ich ihr sagte, dass Lena in ihrem Arm oder auf ihrem Schoß lag. Doch sie sah sie einfach nur reglos an, was mich mit Sorge erfüllte.

Auf dem Rückweg von der Arbeit kam meine Mutter dann in der Klinik vorbei, um Lena abzuholen. Sie musste ja irgendwann ins Bett und ich blieb immer bis etwa 22.30 Uhr bei Yuliya. Bevor sich die beiden auf den Weg machten, gab mein Schatz Lena noch die Flasche. Unsere Kleine holte ich dann auf dem Weg nach Hause bei meinen Eltern wieder ab. Musste ich arbeiten oder war ich anderweitig verhindert, war es weiterhin mein Vater, der mit Lena bei Yuliya war.

* * * * *

Für meinen Schatz dachte ich mir schon früh kleine Tests aus. Ich wollte damit herausfinden, wie viel Yuliya verstand, wann sie kombinieren konnte, mitdachte und es nicht bloß Zufallstreffer waren. Irgendwann im Frühsommer legte ich wie so oft seit Anfang März den Spazierweg auf dem Klinikgelände mit ihr zurück. Zunächst führt die Strecke etwa 200 Meter durch eine Art Park bergan, dann geht rechts ein geteerter Weg ab. Dort hatte ich Yuliya im April einmal kurz abgestellt, weil mich die Blase drückte. Dabei hatte ich sie gefragt, ob sie lieber eine Million Euro hätte oder gesund werden wollte. »Eine Million Euro«, hatte ihre Antwort gelautet. Eine Woche später habe ich an der gleichen Stelle die gleiche Frage gestellt – und von ihr die gleiche Antwort erhalten. Im Frühsommer dann machte ich wieder an dieser Stelle mit ihr Halt. »Yuliya, was wünschst du dir mehr – 1 Million Euro oder Gesundheit?« – »Gesundheit.«

Knapp zwei Wochen nach ihrer Geburt nahm ich Lena mit in die Firma. Die Kolleginnen und Kollegen wussten natürlich bereits, dass Yuliya ein gesundes Mädchen zur Welt gebracht hatte und ich nun Vater war. Auch bei ihnen war die Erleichterung darüber groß, manche von ihnen waren doch sehr skeptisch gewesen. Eine Kollegin, Katja, war kurz nach Yuliyas Unfall zu mir gekommen, um mir zu sagen, dass man uns gern finanziell unterstützen würde. Es hätte jemand unter anderem angeregt, einen Spendenaufruf zu verschicken. Ich habe das damals abgelehnt, woraufhin Katja meinte, dass das Geld für Yuliya verwendet werden könnte oder wir damit Umbaumaßnahmen bezahlen könnten. Auch das war für mich kein Argument, auf ihr Angebot einzugehen, wobei es kein falscher Stolz ist, der mich davon abhält, Hilfe in dieser Form anzunehmen. Ich blieb jedenfalls bei meinem Nein.

Als ich mit Lena in mein Büro kam, wartete eine Überraschung auf uns, über die ich mich sehr, sehr gefreut habe. In meiner und in den anderen Abteilungen hatten Kolleginnen und Kollegen gesammelt und von der Summe – ein nicht unerheblicher Betrag – Gutscheine besorgt. Damit konnten wir bei einem Internetanbieter für unser Töchterchen Spielsachen und Kinderkleidung erstehen. Eine tolle Idee. Auf mehreren Karten hatte die gesamte Belegschaft unterschrieben. Zeichen der Anteilnahme bedeuten mir viel mehr als Unterstützung finanzieller Art und es war für mich ein bewegender Moment.

Für den 19. Juni, einen Samstag, lud ich meine Abteilung und Katja zum Grillen in den Garten meiner Eltern ein. Auch diese Gäste bereitete ich auf das Treffen mit Yuliya vor. Ich zeigte ihnen aktuelle Bilder und Videos von Yuliya und erzählte von ihren Fortschritten. Ausgemacht war, dass jeder einen Salat oder Ähnliches mitbringt. Ich hatte vormittags Fleisch und Getränke besorgt und anschließend mit meinem Vater einen großen weißen Pavillon aufgebaut. Dort hinein stellten wir Bierbänke und -tische. Das Wetter war wunderbar. Kurz nach Mittag machte ich mich auf den Weg nach Bad Camberg, denn Yuliya sollte unbedingt dabei sein – inoffiziell, versteht sich. In der Klinik zog ich ihr etwas Schönes an und frisierte ihr Haar, bevor ich mit ihr losfuhr.

Währenddessen traf nach und nach der Besuch ein. Es war schön, als ich mit Yuliya ankam, alle Gesichter im Garten versammelt zu sehen. Mein Vater stand am Grill und meine Mutter mischte sich unter die Anwesenden, wenn sie nicht nach Lenchen schaute. Yuliya platzierte ich in die Mitte des Pavillons. Es war das erste Mal, dass sie auf meine Kolleginnen und Kollegen traf. Man hätte vermuten können, dass diese Berührungsängste hatten, schließlich war ich nach wie vor der Einzige, der mit Yuliya kommunizieren konnte. Ihr Kopf war immer noch gesenkt, da die Muskulatur, um ihn aufrecht zu halten, immer noch nicht stark genug war. Ausnahmslos alle begrüßten meinen Schatz sehr herzlich, von Befangenheit keine Spur. Im Gegenteil, die Atmosphäre war die ganze Zeit sehr entspannt, alle fühlten sich offensichtlich sehr wohl und es wurde viel gelacht.

Zum Essen setzte ich mich wie stets neben Yuliya, um sie zu füttern. Ihr schmeckte es sehr gut. Zu dem Zeitpunkt verständigten wir uns vor allem über Handzeichen, zumal mein Schatz immer noch sehr leise sprach. Um sie zu verstehen, musste ich nah mit meinem Ohr an ihren Mund herangehen.

Gegen 17 Uhr brachte ich Yuliya wieder zurück in die Reha, wo ich sie fürs Bett fertig machte. Ihre Abwesenheit war niemandem aufgefallen. Ich verabschiedete mich bald, denn mein Schatz war erschöpft vom Nachmittag und ich wollte unsere Gäste nicht zu lange warten lassen.

Es war dann noch ein schöner Abend mit den Kollegen. Katja war die Erste, die aufbrach. Ich begleitete sie zur Tür, wo sie mich beim Abschied fest in den Arm nahm. »Miguel, anfangs hat es mir fast das Herz gebrochen, Yuliya zu sehen«, sagte sie sichtlich bewegt. »Doch euch beide zu erleben, ist einfach wunderbar.« – »Weißt du, wir sind eigentlich schon immer so miteinander gewesen«, entgegnete ich ihr. »Aber die Selbstverständlichkeit, wie du mit Yuliya umgehst. Das macht es so besonders. Man hat ganz stark das Gefühl, dass ihr eins seid. Und das ist schön.« Damit sprach auch sie aus, was Yuliya und mir von Anfang an klar gewesen ist: Wir sind füreinander bestimmt. Für immer.

DIE NÄCHSTEN SCHRITTE UND DIE ERSTEN HÜRDEN

Yuliyas Depression nach der Schwangerschaft dauerte weiter an und sie bekam Medikamente dagegen. Da sie nun nicht mehr schwanger war, war das nicht nur für ihre Mobilisierung von großem Vorteil. Denn ihr konnten jetzt auch vorbehaltlos Medikamente entsprechend der Indikation gegeben werden. So war es beispielsweise möglich, auch ihre Gehirntätigkeit anzuregen, beziehungsweise die Steuerung durch Neurotransmitter – die Botenstoffe des Gehirns – medikamentös zu ersetzen. Damit konnte man Yuliyas Stimmung, ihre Aufmerksamkeit sowie ihren Antrieb positiv beeinflussen.

Es machte mich traurig zu sehen, wie geknickt sie war und dass ich nichts tun konnte, um sie aufzuheitern. Wie gern hätte ich die Freude über unser Kind mit ihr geteilt, das Elternsein mit ihr von Anfang an gemeinsam genossen. Hinzu kam, dass mein Schatz weniger sprach als vorher. Lediglich wenn ich ihr beim Essen half, hatte ich den Eindruck, dass sie etwas »wacher« war. Zu sich nehmen konnte Yuliya zum Glück inzwischen wieder fast alles, wobei die Wangentaschen anschließend weiterhin geleert werden mussten. Die Schwangerschaft hatte sie viel Kraft gekostet, auch war der Bauch in den letzten Wochen sehr hinderlich gewesen. Am 21. Juni schaffte mein Schatz es, unterstützt von zwei Therapeuten, 20 Meter weit zu gehen. Dabei hielt sie sich mit der linken Hand an einem Geländer an der Wand fest, während die eine Therapeutin sie seitlich stützte und die andere ihren rechten Fuß nachsetzte. Sich allein aufzurichten und aufrecht zu halten, fiel Yuliya damals noch sehr schwer, da sich ihre Muskulatur koma- und schwangerschaftsbedingt stark zurückgebildet hatte.

Ich versuchte sie darin zu unterstützen, wieder mehr Gefühl in der rechten, gelähmten Hand zu entwickeln, damit sie sie vielleicht irgendwann wieder gebrauchen konnte. So forderte ich Yuliya auf, wenn sie im Bett lag, die Hand zu schließen. Dabei lag die Hand auf ihren Beinen. Kurz nachdem sie die 20 Meter auf ihren eigenen Füßen zurückgelegt hatte, ging ein Zucken durch ihre Finger. Da war was! Ihre Finger haben sich bewegt! All das waren für mich deutliche Anzeichen dafür, was alles möglich war. Jetzt musste die Reha für Yuliya so richtig losgehen – dem Ärzteteam im Krankenhaus hatte ich ein Versprechen gegeben. Mein Schatz und ich würden Hand in Hand durch die Stationstür kommen und uns bei ihnen für die großartige Unterstützung bedanken. Dem waren wir nun wieder ein großes Stück näher gekommen, auch wenn wir den ursprünglichen Zeitplan von einem halben Jahr nicht hatten einhalten können.

* * * * *

Wenige Tage später kam die Assistentin des Vorstands der Bank, in der Yuliya gearbeitet hatte, vorbei. Auch sie übermittelte die besten Wünsche der Kolleginnen und Kollegen zur Geburt unserer Tochter und brachte Gutscheine mit, die wir für Lena einlösen konnten. Doch was mich noch viel mehr beeindruckte, war die Unfallversicherung, die sie für unsere Tochter abgeschlossen hatten. Bis zu Lenas 18. Geburtstag fließt nun monatlich ein fester Betrag auf ein extra zu diesem Zweck eingerichtetes Konto. Die Summe, die dann zustande gekommen ist, wird ausgezahlt. Die Mitarbeiterin der Bank unterstrich, dass diese Initiative auf den Vorstand zurückging. Ich fand das eine sehr großzügige Geste.

Für Ende Juni hatte ich mit Thomas Bauer einen weiteren Besuch bei Yuliya verabredet. Diesmal wollte er mit seinem Vorgesetzten, Herrn Kraft, vorbeikommen. Im Vorfeld erzählte ich meinem Schatz davon. Der Ablauf war der gleiche wie beim letzten Mal – Thomas klingelte kurz durch, nachdem sie am Empfang eingetroffen waren. Wieder fuhr ich mit Yuliya runter, und da warteten die beiden, ein Strauß Blumen leuchtete uns schon von Weitem entgegen. Kurz bevor wir vor ihnen standen, streckte Yuliya bereits ihre linke Hand danach aus. Damit war ihr die Überraschung gelungen. Die Geste hatte zwar etwas Kindliches, doch war sie der Situation angemessen, denn die Blumen waren ja für sie bestimmt. Auch reichte mein Schatz den beiden zur Begrüßung, die sehr warm und herzlich war, erneut die Hand. Zwischen diesem Treffen und Thomas' Besuch im Frühjahr lagen Welten – Yuliya reagierte viel stärker, hatte eine ausgeprägtere Mimik und zeigte insgesamt mehr Regung, sie war viel aufmerksamer als damals.

Die meiste Zeit hielt sie Lena im Arm, über sie und ihre Entwicklung wir viel sprachen. Thomas erzählte von seiner Charlotte, wie sie sich machte und wie es seiner Frau dabei erging. Da er beim ersten Mal nicht dabei gewesen war, wollte Herr Kraft ganz genau wissen, welche Therapien Yuliya erhielt. Ich zeigte den beiden, was sie teilweise inzwischen wieder konnte oder wiedererlernt hatte. Thomas machte große Augen, da er den Vergleich, eben meinen Schatz, eine Weile nicht gesehen hatte, sodass ihm das Mehr an Fähigkeiten umso deutlicher auffiel. »Erkennst du die beiden? Weißt du, wer das ist?«, flüsterte ich meinem Schatz ins Ohr. »Ja«, antwortete Yuliya, ohne zu überlegen. Zwischendurch gab sie unserer Tochter die Flasche, was unseren Besuch ebenfalls sehr beeindruckte. »Na, da staunt ihr, was? Macht sie das nicht gut?« – »Toll, Miguel. Wie verbringen Sie die gemeinsamen Abende in der Klinik? Wie flexibel sind Sie in der Zeiteinteilung?«, wollte Herr Kraft von mir wissen. Daraufhin gab ich noch einmal die Geschichte zum Besten, wie ich Yuliya zugefüttert hatte, damit Lena bis zur Geburt an Gewicht zunahm.

»Na, da haben Sie aber jemanden gefunden, der sich vorbildlich um Sie kümmert, Frau Gregan«, lobte mich Herr Kraft zum Abschied. Ich hatte den Eindruck, Herr Kraft war wirklich sehr interessiert an seinen Mitarbeitern. Mit dem Besuch der beiden wurde noch einmal die Bereitschaft unterstrichen, Yuliya sofort wieder zu beschäftigen, sobald sie dazu in der Lage sein würde. Zur Verabschiedung begleiteten wir Thomas und Herrn Kraft zum Ausgangsbereich. Leise, aber vernehmbar sagte mein Schatz ihnen »Tschüss«. Dabei bewegte sie leicht ihre linke Hand.

Noch im selben Monat machte auch Anne die Erfahrung, dass Yuliya zunehmend ins Leben zurückfand. Sie, die so viel Zeit mit meinem Schatz verbracht hatte wie niemand sonst in Bad Camberg und die sie mit am besten kannte, hatte sie vor der Entbindung gewogen. Sie wusste auch, dass Yuliya bis zu ihrem Unfall ein Ass im Umgang mit Zahlen gewesen war, und sie fragte sie beim nächsten Wiegen: »So, meine Liebe, Ende Mai hast du noch 67 Kilogramm gewogen. Heute sind es 63 Kilogramm. Wie groß ist der Unterschied?« Dann legte Anne meinem Schatz einen Bleistift und Papier hin.

Man muss sich vorstellen, dass seit dem Unfall eines der größten Probleme von Yuliya die Konzentration war. Hinzu kam, dass sie fast acht Monate keine Zeile geschrieben hatte. Zu gern hätte ich mit angesehen, wie sich mein Schatz über den Zettel beugte und die Differenz ausrechnete. Das Ergebnis war richtig! Unglaublich, oder? Von Anne fühlte ich mich verstanden, denn sie schien begriffen zu haben, was für eine starke Frau Yuliya ist und dass viel mehr möglich war, als alle anderen ihr zutrauten. Und immer wieder fragte sie mich, woher ich das alles wusste. »Was meinst du, Anne?« – »Na wie wichtig es beispielsweise ist, Menschen früh zu mobilisieren. Du scheinst genau rauszuhaben, was deiner Yuliya guttut.«

Den Sommer über setzte ich mich weiterhin sehr für meinen Schatz ein, damit so viel wie möglich mit ihr gearbeitet wurde. Ich kann mir vorstellen, dass ich dem einen oder der anderen damit auf die Nerven ging. Doch Yuliya gab mir recht, ihre Fortschritte waren zwar klein, aber kontinuierlich. Die Steigerung betrug nicht 8 Prozent bezogen auf einen kurzen Abschnitt, sondern konstant 1 Prozent auf lange Sicht. Und dass es weiterging, war schließlich, worauf es ankam.

Ab etwa Mitte Juli hellte sich auch ihr Stimmungsbild zusehends auf, worüber ich sehr erleichtert war. Ich hatte Yuliya bis dahin so nicht gekannt, sie war immer ein sehr fröhlicher, positiver und energiegeladener Mensch gewesen. Es freute mich auch für unsere Tochter, denn nur wenn der andere aufgeschlossen, einigermaßen glücklich ist, können Bindung und Vertrauen erst entstehen.

Yuliyas gute emotionale Verfassung nutzte ich für einen ersten Besuch in der Bank. Ihre Kollegen hatte ich im Vorfeld über unser Kommen informiert und mein Schatz freute sich sehr. Bereits im Foyer wurde sie von einem Teil der Mitarbeiter sehr herzlich empfangen. Anschließend nahmen wir den Aufzug in den ersten Stock, wo ihre Abteilung untergebracht ist. Mit großem Hallo wurde Yuliya dort begrüßt. Auf dem Weg zu ihrem alten Arbeitsplatz sagte sie mir, wer wo sitzt.

Ich fand es bemerkenswert, wie genau sie sich erinnerte. Als wir dann mit Thomas Bauer in ihrem früheren Büro waren, musste mein Schatz weinen. Insgesamt taten ihr der Ausflug und das Wiedersehen mit den Kolleginnen und Kollegen aber sehr gut. Zum Abschied versprachen wir, zukünftig regelmäßig vorbeizuschauen.

Im Juli stand auch der Ironman in Frankfurt an. Nach Yuliyas Unfall hatte ich bis in den März hinein nicht trainiert, mich abzumelden war aber für mich zu keinem Zeitpunkt infrage gekommen. Die Vorbereitung lief den Umständen entsprechend – begrenzt. Meinem Schatz hatte ich zwar vom bevorstehenden Wettkampf erzählt und ihr auch gesagt, dass ich an dem Tag erst später kommen würde. Ob sie es verstanden hat, konnte ich jedoch nicht sagen, denn Yuliyas Reaktionen, ihre Antworten und ihr Erinnerungsvermögen unterschieden sich von Mal zu Mal, sodass ich ihre kognitive Leistungsfähigkeit rückblickend nicht als gut oder schlecht bezeichnen kann.

Am Wettkampftag stand ich um 4 Uhr morgens auf und fuhr an den Langener Waldsee, wo es losging – 3,8 Kilometer Schwimmen, 180 Kilometer Radfahren und 42 Kilometer Laufen. Mein Vater hatte versprochen, mich zu unterstützen. Da ich gedanklich bei Yuliya war, war ich sehr nervös. Ich hoffte, dass es ihr gut ging. Nach eineinhalb Stunden stieg ich aus dem Wasser, mit der Zeit war ich zufrieden, obwohl ich keinen Neoprenanzug getragen und wenig trainiert hatte. Auf dem Rad hatte ich dann die ersten Krämpfe, dennoch fuhr ich konstant circa 32,5 Kilometer in der Stunde, was angesichts meiner Fitness eine gute Geschwindigkeit war. Als es in die letzte Etappe ging, war ich schon am Ende meiner Kräfte. Meine Gedanken kreisten nur noch um meinen Schatz. Auch wenn ich meinen Entschluss, die Teilnahme nicht abzusagen, nicht bereute, wäre ich lieber bei ihr gewesen. Mein Vater feuerte mich ordentlich an, doch nach 14 Kilometern konnte ich einfach nicht mehr. Hätte ich es mit Yuliya am Streckenrand geschafft? Nicht auszuschließen.

Nachdem ich den Lauf abgebrochen hatte, fuhr ich umgehend nach Hause, wo ich schnell duschte, um gleich weiter zu meinem Schatz in die Reha zu fahren. An diesem Tag blieb eine Rechnung offen und ich beschloss, dranzubleiben und den Ironman Frankfurt beim nächsten Mal zu beenden. Sport werde ich immer treiben, denn er ist neben Yuliya und meiner Familie das Wichtigste in meinem Leben. Und insbesondere seit dem Unfall wichtiger denn je, auch wenn ich seltener dazu komme.

Meine Vaterschaft war ja bereits anerkannt worden. Nun ging es noch um das Sorgerecht. Wir waren nicht verheiratet und mein Schatz war geschäftsunfähig seit ihrem Unfall, das Sorgerecht fiel deshalb mit Lenas Geburt nicht automatisch an sie als Mutter. Und ich als Vater war aufgrund unseres Familienstandes nicht dazu berechtigt beziehungsweise für unsere Tochter verantwortlich. Also wandten wir uns wieder an den Notar, der uns im Frühjahr so gut unterstützt hatte. Er setzte sich mit dem zuständigen Jugendamt in Bad Schwalbach in Verbindung. Dort wurde ich wenig später unter anderem dazu befragt, wie ich zu Lena stehe und wie unser Alltag organisiert ist. Auf die Vorgeschichte unserer Situation ging ich natürlich auch ein. Es wurde ein Gutachten an das Familiengericht Bad Schwalbach geschickt und der zuständige Richter kam kurz darauf zu uns nach Hause, um sich ein Bild zu machen. Überraschend schnell erhielten wir dann den Bescheid, dass man mir als Vater das Sorgerecht zuspricht. Eine weitere Hürde im Dschungel deutscher Bürokratie war genommen.

Wenn Galina anrief, hörte Yuliya nicht mehr wie am Anfang nur zu, sondern antwortete auch auf Fragen ihrer Mutter. Selbst wenn die Telefonate nicht sehr lange dauerten, so war es mittlerweile ein Austausch, der zwischen den beiden stattfand. Meine Kollegin Katja, deren Muttersprache ebenfalls Russisch ist, rief ich einmal in der Firma an, als sie Spätdienst hatte. Bevor ich meinem Schatz den Hörer ans Ohr hielt, bat ich sie, etwas auf Russisch zu sagen. Katja fragte, ob es ihr gut gehe, was Yuliya bejahte. Als wir uns das nächste Mal bei der Arbeit über den Weg liefen, sagte sie mir, dass sie anschließend hätte weinen müssen. Für sie wäre es ein Wunder, dass Yuliya sich so gut entwickelte. Katja hatte sich, nach unserem gemeinsamen Grillen im Garten meiner Eltern, angewöhnt, jeden Morgen in meinem Büro vorbeizuschauen und zu fragen, wie es uns geht. Es ist fast ein kleines Ritual, das mir fehlt, wenn sie urlaubsbedingt oder aus anderen Gründen nicht in der Firma ist. Im August endete meine zweimonatige Elternzeit, Yuliya konnte sich aber noch nicht um unsere Tochter kümmern. Während der Erst-Reha hat man jedoch einen Anspruch auf Unterstützung, sprich Haushaltshilfe, die Kinderbetreuung einschließt und die von der Krankenkasse finanziert wird. Ein entsprechender Antrag war gestellt und bewilligt worden. Zunächst hatte mir eine Schwester in Bad Camberg, die selbst zwei Kinder hat, allerdings in Limburg wohnt, angeboten, auf unsere Tochter aufzupassen. Meine Mutter meinte jedoch, es sei besser, jemanden in der Nähe zu haben, denn im Winter könnten die Witterungslage oder ein krankes Kind eine kontinuierliche Betreuung erschweren. Ihr fiel dann die Frau eines Arbeitskollegen ein, die sich um Lena kümmern könnte. Die Kinder dieser Frau waren bereits erwachsen und sie hatte Zeit. Kurz darauf kam Cornelia zu uns nach Hause und wir waren uns auf Anhieb sympathisch. Wie sie mit Lena umging, sagte uns zu, und wir besprachen alles Weitere. Sie sollte morgens um 9 Uhr kommen und bis Spätnachmittags bleiben, das heißt, bis ich aus der Firma kam. Sie hatte auch nichts dagegen, uns im Haushalt etwas zu unterstützen, was eine enorme Entlastung bedeutete.

Aber auch meine Eltern waren ab August wieder stärker gefragt. Lena zog zu ihnen, das heißt, sie schlief unter der Woche bei meinen Eltern und nur noch am Wochenende bei mir, weil ich ja wieder anfing zu arbeiten. Wenn ich Spätdienst hatte, holte ich morgens unsere Tochter ab und fuhr mit ihr zu Yuliya in die Reha, wo mich mein Vater dann ablöste, wenn ich weiter in die Firma musste. Er blieb mit Lena bei meinem Schatz, bis ich nach der Arbeit wiederkam, und später nahm ich sie wieder mit nach Hause. Wenn mein Vater – wie ich macht er Triathlon – abends Training hatte, holte meine Mutter nach ihrem Feierabend Lena in der Klinik ab.

Unsere Tochter ist für mich, ach, für uns alle eine kleine Königin. Sie erwies sich von Anfang an als sehr pflegeleicht. Selten, dass man wegen ihr nachts oft aufstehen musste. Bevor sie zu meinen Eltern zog, fragte ich mich aber schon, wie die mit ihr klarkämen. Gut, mein Vater war bereits in Rente, meine Mutter jedoch voll berufstätig und nicht mehr Mitte 30. Auch wenn sie mehr Erfahrung mit Kindern hatte als ich, so muss es doch auch eine Belastung gewesen sein. Umso mehr weiß ich zu schätzen, dass sie uns so gut unterstützt haben und es immer noch tun. Meine Mutter meinte jedenfalls, sie habe das Gefühl, Lena wüsste von Yuliyas schwerem Schicksal und wie schwierig die Situation für uns alle sei. Es würde ihr vorkommen, als würde unsere Kleine Rücksicht nehmen. Auch heute weint Lena nur, wenn sie Grund dazu hat, vor allem Hunger. Ansonsten ist sie ein sehr fröhliches, anderen Menschen gegenüber aufgeschlossenes Kind. Sie hat schon früh gelächelt, was ich einfach nur schön fand. Da kommt sie ganz nach ihrer Mutter.

Nach wie vor sah Yuliya Lena beim Füttern bloß konzentriert und unverwandt an, aber sie sprach nicht mit ihr. Immer wieder sagte ich zu Yuliya: »Hey Schatz, du musst auch mit unserer Tochter reden«, wenn ich ihr unser Kind ins Nest auf ihrem Schoß oder in den Arm legte. Ich hatte das Gefühl, als würde eine Art Vorhang fallen, sobald ich sie dazu aufforderte. Es tat schon ein bisschen weh, doch ich gab die Hoffnung nicht auf, dass mein Schatz irgendwann mehr auf Lena reagieren und sich mit ihr beschäftigen würde.

In der zweiten Augusthälfte informierte mich Hannah Schlothmann darüber, dass die in vier Wochen auslaufenden Reha-Maßnahmen für Yuliya nicht unbegrenzt verlängert werden würden. Die Krankenkasse hätte ihr gegenüber bereits signalisiert, dass man einen weiteren Monat stationäre Reha nicht bewilligen werde. Bei Patienten wie Yuliya muss der behandelnde Reha-Arzt alle vier bis sechs Wochen einen mehrseitigen Verlängerungsantrag stellen. Anhand von Skalen (Barthel-Index sowie ICF, International Classification of Functioning) werden darin die Fortschritte im Alltag dargestellt. Der erste Wert wird ermittelt anhand von Tests wie Transfer vom Bett in den Rollstuhl, Gesichts- und Mundpflege, Anziehen sowie Blasen- und Darmkontrolle. Der medizinische Dienst der Krankenkassen entscheidet dann auf Basis der schriftlichen Anträge über eine Fortsetzung der stationären Reha-Maßnahme. Eine Beurteilung des Patienten vor Ort findet nicht statt, sodass kleine, in den Skalen nicht erfasste Fortschritte außen vor bleiben.

Die Nachricht war ein kleiner Schock für mich, denn Yuliya hatte ja erst ab Juni so richtig mobilisiert werden können.

Bis dahin war sie schwanger gewesen und die Therapeuten und Pfleger im Umgang mit ihr befangen, weil sie befürchtet hatten, unser Kind könnte abgehen. Die auf eine Schwangerschaft folgende hormonelle Umstellung hatte bei ihr krankheitsbedingt länger gedauert. Hinzu waren die postpartale Depression und die Umstellung auf andere Medikamente gekommen. Nachdem Frau Dr. Schlothmann mir vom möglichen Auslaufen der Reha berichtet hatte, setzte ich mich mit der Krankenkasse in Verbindung und vereinbarte einen Termin, um mich mit ihnen darüber auszutauschen, wie es mit Yuliyas Rehabilitation weitergehen könnte. Dass mit einem jungen Menschen wie ihr, der im Grunde mitten im Leben steht, nichts mehr gemacht werden sollte, konnte ich nicht glauben. Und ihre Fortschritte waren klein, aber ganz offensichtlich. Das wollte ich noch mal persönlich darlegen.

Als hätte Yuliya geahnt, dass sie allen zeigen muss, was sie (wieder) kann, redete sie ab der zweiten Augusthälfte immer mehr mit mir, es waren teilweise schon richtige Gespräche möglich. Ihre Stimme war jedoch noch immer recht leise, sodass sie manchmal nicht so gut zu verstehen war. Auch konnte sie immer besser lesen, was ich seit Sommer mit ihr übte. Und sie war zunehmend in der Lage, kleine Rechenaufgaben zu lösen. Da ging mir echt das Herz auf.

Ich fuhr dann nach Wiesbaden in die Geschäftsstelle der Krankenkasse, bei der Yuliya versichert ist. Für den Termin hatte ich mich entsprechend vorbereitet, das heißt Bilder und Filme von ihr und unserer Tochter zusammengestellt, die dokumentieren, dass mein Schatz auf einem sehr guten Weg ist. Ich nahm auch Fotos mit, die Yuliya vor dem Unfall zeigten. Sämtliche Fortschritte, die sie gemacht hatte, hob ich hervor. Außerdem sagte ich meiner Gesprächspartnerin bei der Krankenkasse, dass Yuliya nun erst ihre ganze Kraft nutzen konnte, um an sich zu arbeiten, um wieder fit zu werden. Abschließend unterstrich ich noch einmal, dass es weitergehen musste, und dass ich alles dafür tun würde, damit Yuliya die bestmögliche Therapie erhielt. Die Dame, mit der ich sprach, hörte sich alles an und ließ mich in Ruhe meine Ausführungen beenden. Zusagen konnte sie mir jedoch nichts, sodass die Verlängerung der Reha-Maßnahme zunächst offenblieb. Zuversichtlich fuhr ich nach Hause, denn ich konnte mir nur schwer vorstellen, dass der erste Antrag auf Fortführung der Leistungen abgelehnt werden würde. Wenige Tage später teilte mir Hannah Schlothmann mit, dass auch sie mit einer Verlängerung fest rechnete.

* * * * *

Ende August wurde Yuliya 32, was wir zum Anlass nahmen, mit ihr bei uns zu Hause ein bisschen zu feiern. Neben meinen Eltern und Lena waren mein Onkel Torsten und seine Frau Martina da. Auch meine Oma Rosi war gekommen. Es war ein schöner Spätsommertag mit viel Sonne. Zuerst hielten wir uns draußen auf der Terrasse auf, gingen dann aber zum Kaffeetrinken ins Esszimmer, weil mein Schatz immer schnell friert. Meine Mutter hatte Kuchen gebacken und den Tisch schön gedeckt. Es tat gut, dass wir mal wieder alle zusammensaßen – und Yuliya sah toll aus. Zum Geburtstag hatte ich ihr unter anderem langstielige rote Rosen geschenkt, die ich ihr ohnehin ab und zu mit in die Reha brachte. Von meiner Oma Rosi bekam sie Geld, wovon sie sich etwas Schönes kaufen sollte. »Hey Yuliya, bei mir kommt nichts weg. Was soll ich mit dem Geld machen?«, fragte ich meinen Schatz, nachdem ich die Scheine in meinem Portemonnaie gut verstaut hatte. »Zahl es auf Lenas Konto ein«, flüsterte Yuliya. Damit überraschte sie alle Anwesenden völlig, mich eingeschlossen. Wir waren uns einig, dass das der Mutterinstinkt sein musste, auf den Thomas Bauer früher öfters scherzhaft angespielt hatte. Denn Yuliya war in der Bank diejenige gewesen, die immer an die Geburtstage der Kolleginnen und Kollegen gedacht und angeregt hatte, etwas für sie zu machen.

Ich weiß nicht, wie oft wir an dem Tag noch darauf zurückkamen. Es tat so gut, denn die Gefahr ist groß, dass man in so einer Situation, wie ich sie schon annähernd zehn Monate durchgestanden hatte, am Rad dreht. Abends bestellte ich Essen beim Asiaten. Im Anschluss daran brachte ich meinen Schatz zurück nach Bad Camberg. Als Yuliya im Bett lag, beugte ich mich über sie und gab ihr einen Kuss. »Das größte Geschenk hast du dir heute selbst gemacht. Du kannst dir nicht vorstellen, wie stolz ich auf dich bin. Und ich werde alles dafür tun, damit deine Reha verlängert wird. Das verspreche ich dir. Schlaf gut, mein Schatz.«

Es war jedoch nicht nötig, noch einmal zur Krankenkasse zu fahren. Frau Dr. Schlothmann hatte den Verlängerungsantrag mit der entsprechenden Begründung inzwischen gestellt – und man hatte ihm stattgegeben. Weitere vier Wochen Reha in Bad Camberg waren gesichert. Es konnte also weitergehen.

Im September musste Lena ins Krankenhaus. Sie erbrach oft ihr Fläschchen, was meine Mutter sich damit erklärte, dass sie zu viel und zu schnell getrunken hatte. Meinen Vater muss es dennoch beunruhigt haben, denn er fuhr eines Vormittags mit Lena zum Kinderarzt. Als der sie untersuchte, fing Lena an zu schreien. Dabei stellte sich heraus, dass sie einen Leistenbruch hatte. Es ist nichts Ungewöhnliches, dass Kinder damit zur Welt kommen, ich regte mich also nicht allzu sehr auf. Noch am selben Tag fuhr ich in unser »Stammkrankenhaus« nach Wiesbaden, wo ich dem Eingriff zustimmte. Am darauffolgenden Tag brachte mein Vater Lena in die Klinik, wo sie operiert wurde. Alles verlief gut, keine Komplikationen. Nach Feierabend fuhr meine Mutter dann dorthin, um meinen Vater abzulösen. Und am Tag darauf wurde unsere Kleine schon wieder nach Hause entlassen.

Yuliyas Umarmung am Muttertag hatte für meine Mutter einen ganz besonderen Stellenwert. Aber auch mein Vater erlebte einen sehr innigen Moment mit meinem Schatz. Ich musste an dem Tag arbeiten und er war mit Lena bei ihr in Bad Camberg. Unsere Tochter lag in Yuliyas Arm, als Yuliya plötzlich sagte: »Lorenzo, wir sind eine Familie.« Damit brachte sie zum Ausdruck, dass sie wohl immer gespürt haben muss, dass wir viel bei ihr gewesen sind. Es war auch ein Zeichen, dass sie uns braucht und dass wir als Familie zusammengehören. Mein Vater war sehr gerührt, als er mir das erzählte. Es hat mich für ihn gefreut, da er unzählige Stunden mit Yuliya verbracht hat. Wenn ich das so schreibe, kann ich nicht oft genug wiederholen, wie froh ich bin, solche Eltern zu haben. Yuliya, Lena und mich zu unterstützen ist für sie eine Selbstverständlichkeit, sie haben nicht eine Sekunde gezögert, wenn es darum ging, für einen von uns da zu sein. Sollte es einen Himmel geben, sitzen sie dort in der ersten Reihe.

Ende September war es wieder so weit. Hannah Schlothmann sagte mir, dass die Verlängerung der Reha für einen weiteren Monat erneut auf der Kippe stand. Sie konnte es sich selbst nicht erklären, da aus ihrem Antrag und dem beigefügten Bericht deutlich hervorging, dass Yuliya nach wie vor Therapiebedarf hatte und die Maßnahmen zu etwas führten. Sie hätte den medizinischen Dienst der Krankenkassen aufgefordert, sich ein persönliches Bild meines Schatzes zu machen. Mir wurde dabei klar, wie engagiert Frau Dr. Schlothmann ist. Sie erzählte mir einmal, dass mein Schatz die erste Patientin war, die sie nach dem Dienst im Kopf mit nach Hause genommen hätte. Denn sie hätte gesehen, wie zielführend die Therapien waren. Mir schien es, dass die Besonderheit von Yuliyas Fall und ihre offenkundigen Fortschritte sie herausgefordert und motiviert haben. Ich fragte sie, ob es sinnvoll wäre, wenn ich noch einmal bei der Krankenkasse vorbeifahren würde. Sie meinte, das schlecht beurteilen zu können. Ich sollte aber Yuliyas Fortschritte der letzten Wochen schriftlich dokumentieren.

In einer E-Mail an die Krankenkasse schilderte ich Ende Oktober zunächst die Ungewissheit darüber, ob unser Kind gesund zur Welt kommen würde und wie schwer mir die Entscheidung für Lena gefallen war. Ich wies darauf hin, dass während der Schwangerschaft keine Reha möglich gewesen war und dass auch nach der Entbindung Therapien nur sehr, sehr eingeschränkt hatten zur Anwendung kommen können, da Yuliya insbesondere durch die hormonelle Umstellung depressiv gewesen war. Dann beschrieb ich detailliert, was mein Schatz schon alles konnte: selbstständig telefonieren, Memory am Computer spielen, Lena ihre Flasche geben, das Führen von Gesprächen etc. Ich wies ausdrücklich darauf hin, dass es für Yuliya im Sommer erst so richtig losgegangen war, dass sie ungemein motiviert war und enorme Fortschritte machte. Ans Ende der Nachricht kopierte ich ein Foto, auf dem zu sehen ist, wie sie Lena füttert. Meine Zeilen schlossen mit der Bitte, dass Yuliya weiterhin therapiert wird. Ein paar Tage später rief ich auch dort an, um sicherzugehen, dass meine Mail angekommen war und zur Kenntnis genommen wurde. Als ich in der nächsten Woche bei meinem Schatz in Bad Camberg war, erfuhr ich, dass die Reha-Maßnahmen noch für einen Monat zugesagt worden waren.

Mir fiel ein Stein vom Herzen, denn Yuliyas körperliche Verfassung war den Sommer über merklich besser geworden. Wenn man bedenkt, was ihr Körper alles neu lernen musste, war zu erwarten, dass sie auf die Therapien zukünftig noch besser ansprechen würde. Anders als die Trachealkanüle wurde der Blasenkatheter spät entfernt. Die Muskeln von Yuliyas Harnblase mussten erst wieder lernen, Wasser zu lassen, sich zu öffnen und zu schließen. Dabei passierte es oft, dass zu viel Urin in der Harnblase verblieb, diese sich also nicht vollständig entleert hatte. Damit verbunden war das Risiko von Harnwegsinfektionen. Die Schwangerschaft hatte auch das Erlernen der Kontrolle über die Harnblase verlängert und erschwert, denn auch die Beckenbodenmuskeln waren sehr locker geworden. So gestaltete sich dieser Umgewöhnungsprozess als schwierig und langwierig.

An einem frühen Herbstwochenende waren wir mit Katja bei uns zu Hause verabredet. Yuliyas Ausflüge zu uns nach Hause waren weiterhin nicht offiziell, fielen aber offensichtlich niemandem auf. Die Zeit verbrachten wir meist gemütlich auf dem Sofa, schauten eine DVD oder ich übte mit meinem Schatz. An dem Samstagnachmittag, als Katja kommen sollte, war Lena bei meinen Eltern. Yuliya und ich hatten eine Kleinigkeit zu Mittag gegessen, uns auf der Couch niedergelassen und den Fernseher eingeschaltet. Ich wurde plötzlich wach, denn wir waren beide eingeschlafen, mein Schatz lag friedlich schlummernd an mich gekuschelt. »Oh nein, Katja wollte kommen! Wie spät ist es?«, fuhr ich hoch. Auf dem Weg ins Bad erblickte ich meine Kollegin in unserem Hausflur. Dort saß sie auf der Bank, blätterte in einer Zeitschrift und grinste mich an. »Hallo Miguel, schön, dich zu sehen«, begrüßte sie mich. »Tut mir leid, wie lang bist du denn schon hier?« – »Eine Dreiviertelstunde, mach dir keinen Kopf, ihr habt so schön geschlafen.« – »Aber du hättest uns doch wecken können! Komm rein, Yuliya hat sich schon die ganze Woche auf dich gefreut.« Katja hatte Tomaten aus dem Garten ihrer Mutter mitgebracht. Sie blieb eine gute Stunde, in der ich ihr zeigte, was Yuliya in der Zwischenzeit alles wiedererlernt hatte. Es war ein schöner Nachmittag, wir haben viel gelacht. Zum Glück, denn die nächste Hiobsbotschaft war bereits auf dem Weg.

DAS ENDE VOM ANFANG?

Eines Nachmittags Anfang November teilte Hannah Schlothmann mir mit, dass die Reha für Yuliya ein drittes und damit zum letzten Mal verlängert worden war. Nach der ersten Dezemberwoche sollte definitiv Schluss sein und mein Schatz am 8. nach Hause entlassen werden. Ich konnte zunächst nichts tun, als diese Entscheidung zu akzeptieren. Abfinden wollte ich mich damit dennoch nicht und weiterhin darum kämpfen, dass Yuliya mittelfristig, das hieß so schnell wie möglich, wieder stationär für Reha-Maßnahmen untergebracht wurde, denn es war undenkbar für mich, dass ein junger Mensch nur noch eingeschränkt gefördert wird, obwohl noch so viel Potenzial vorhanden ist.

Erst mal musste ich das Beste aus dieser Situation machen und sehen, was ich für meinen Schatz tun konnte. Die verbleibenden Wochen bis zu Yuliyas Entlassung nutzte ich dafür, Therapeuten zu finden, die zu uns nach Hause kamen. Die Leistungen sollte die Krankenkasse übernehmen. Bislang hatte mein Schatz keinen Hausarzt gehabt, weil ihr nie etwas gefehlt hatte. Zu der Zeit, als sie in der Bank gearbeitet hat, war Yuliya keinen Tag krankheitsbedingt zu Hause geblieben. Sie war lediglich regelmäßig zum Zahnarzt und zu ihrer Gynäkologin gegangen.

Der erste Allgemeinmediziner, mit dem ich sprach, lehnte ab, Yuliya als Patientin anzunehmen. Seine Praxis wäre nicht darauf ausgerichtet, komplexe Fälle zu übernehmen, da die Betreuung in der Regel sehr zeitaufwendig und intensiv wäre. Der zweite Arzt, mit dem ich telefonierte und dem ich von meinem Schatz erzählte, zeigte sich hingegen aufgeschlossen und konnte sich vorstellen, Yuliya als Patientin zu betreuen. Wir vereinbarten einen Termin für Mitte Dezember, damit er sich ein Bild von ihr machen konnte.

Natürlich sprach ich auch gleich mit meinem Arbeitgeber über die Veränderungen, die uns bevorstanden. Man hatte mir ja nach dem Unfall angeboten, mir hinsichtlich der Arbeitszeit entgegenzukommen. Yuliya musste nach wie vor rund um die Uhr betreut werden. Galina schied von vornherein aus und meine Eltern wollte ich nicht auch noch dafür einspannen. Also beschloss ich, ab Dezember Teilzeit zu arbeiten, damit ich mich um Yuliya kümmern konnte. Montag, Dienstag und Donnerstag hatte ich dann Früh- oder Spätdienst, mittwochs und freitags frei.

Ich setzte mich außerdem mit der Diakonie in Verbindung. Die für uns zuständige Station war ausgelastet, sodass ich die Diakonie in Idstein kontaktierte. Mit ihnen vereinbarte ich, dass montag-, dienstag- und freitagmorgens jemand kam, um Yuliya fertig zu machen.

Auch wenn ich mich sehr darauf freute, dass Yuliya bald nach Hause kommen würde, so waren meine Gefühle dennoch gemischt. Klar wusste niemand so gut wie ich, was sie brauchte und was ihr guttat. Auch konnte ich am besten mit ihr kommunizieren, in meinem Schatz lesen, als sie sich selber noch nicht richtig mitteilen konnte. Aber die Vorstellung, etwas könnte mit Yuliya passieren oder ich, warum auch immer, überfordert sein und ihr nicht helfen können, machte mir Angst. Bei Zwischenfällen in der Klinik kann man schnell jemanden hinzurufen – nun sollte ich bald ganz allein für meinen Schatz sorgen. Verstärkt wurden meine Bedenken vor der anstehenden Veränderung dadurch, dass Yuliya die letzten vier Wochen in Bad Camberg auf einer anderen Station untergebracht war. Die Einrichtung wurde umstrukturiert und es wurde entsprechend umgebaut und renoviert. Die Pfleger und Schwestern, die sich fortan um sie kümmerten, schienen mir etwas überfordert zu sein mit ihr. Hinzu kam, dass mein Schatz im Winter 2010 auch noch inkontinent war und Windeln trug. Wer sollte sie wechseln oder mit Yuliya tagsüber zur Toilette gehen? Ich wäre mindestens acht, neun Stunden außer Haus.

Seit August kam ja Cornelia zu uns, um nach Lena zu schauen. Wir waren mit ihr sehr zufrieden und ich kam auf die Idee, dass sie sich während meiner Abwesenheit auch um Yuliya kümmern könnte. Dem stimmte sie ohne Weiteres zu. Für sie sprach auch, dass Cornelia früher als Lehrerin gearbeitet und sich in den letzten Jahren im Bereich Altenpflege weitergebildet hatte. Sie wollte in der Richtung auch mehr machen, sodass mein Vorschlag für sie wie gerufen kam. Neben der Versorgung von Lena, dem Haushalt und der Betreuung meines Schatzes sollte sie mit Yuliya auch Schreiben und Rechnen üben.

Wie schon im vergangenen Jahr war der 16. November 2010 ein typischer Herbsttag. Abgesehen davon, dass ich mich an die Katastrophe von vor einem Jahr erinnerte, war es ein Tag wie jeder andere. Meine Eltern und auch Yuliya, der ich ab Frühjahr immer wieder erklärt hatte, was ihr widerfahren war, erwähnten zwar den Unfall, doch gingen wir nicht näher darauf ein. Was passiert ist, ist passiert, da kann man nichts machen. Die Stelle, wo Yuliya den Unfall gehabt hatte, hatte ich ein knappes Jahr bewusst gemieden. Irgendwann – ich weiß nicht, bei welcher Gelegenheit – war ich dann zufällig daran vorbeigekommen. »Aha, hier ungefähr muss es gewesen sein«, mehr ging mir in dem Moment nicht durch den Kopf. Diese Reaktion führe ich darauf zurück, dass sich ohnehin nichts im Nachhinein mehr ändern lässt. Passiert ist eben passiert. Aber ich bin deshalb kein Fatalist, ich bin eine optimistische Natur und ich glaube fest daran, dass alles gut wird. Nur eben anders. Wenn Yuliya glücklich ist, bin ich es auch, so einfach ist das.

Das Interesse an Yuliya seitens unserer Arbeitskollegen oder auch die vielen Besuche ihrer Freundin Natalie in der Rehaklinik haben mich sehr aufgebaut. Ich bin fest davon überzeugt, dass wir, die wir für sie da waren, den größten Anteil daran haben, dass mein Schatz zurückgekommen ist. Gut, ich gehe stark von mir aus und ich bin nun mal ein Mensch, der gern andere um sich hat, nicht gern allein ist und Langeweile nicht ausstehen kann. Das Gleiche nahm ich auch von Yuliya an, deshalb war ich so dahinter her, dass jemand bei ihr war, wenn sie nicht Physio-, Logo- oder Ergotherapie hatte.

Doch Enttäuschungen gab es manchmal auch, man kann eben nicht immer nur von sich ausgehen. So haben mich mal zwei ihrer Freundinnen, die mir fest zugesagt hatten, an einem Samstagnachmittag nach meinem Schatz zu gucken, hängen lassen. Ich bin weit davon entfernt, mich zu beklagen, ich käme seit Yuliyas Unfall zu kurz. Denn für mich ist es das Wichtigste, bei ihr sein zu können. Es gibt wenige andere Dinge, die für mich eine Bedeutung haben. Der Sport, ja, und ich bin seit ich denken kann Eintracht-Fan. Zu Beginn der Bundesliga-Saison 2010/2011 kam ich spontan auf die Idee, einen Arbeitskollegen – einen eingefleischten FC-Bayern-München-Fan – zu fragen, ob wir nicht zum Hinspiel der beiden Klubs in die bayerische Landeshauptstadt fahren wollten. Er war sofort dabei und ich versprach, mich um die Tickets zu kümmern, was aufgrund der hohen Nachfrage extrem schwierig war. Gut acht Wochen vor der Begegnung war es mir aber gelungen, übers Internet Karten zu besorgen. Insgesamt drei Stück, denn mein Kollege wollte noch seinen Sohn mitnehmen. Am Samstag, den 27. November, war das Spiel. Es war eines der letzten beiden Wochenenden vor Yuliyas Entlassung, an denen sie offiziell zu Hause war. Zwei Tage vor dem Spiel sagten mir die Mädels ab. Ich war maßlos enttäuscht und sehr geknickt, denn meine Vorfreude war so groß gewesen, hatte ich doch meine Lieblingsmannschaft seit Jahren nicht mehr spielen sehen. Andere regten an, ich sollte Yuliya an dem Tag in Bad Camberg lassen, dort würde man nach ihr sehen. Doch das kam für mich überhaupt nicht infrage. Mit meinem Schatz zusammen zu sein, ziehe ich jedem Fußballspiel in der Arena vor. Also gab ich mein Ticket dem Kollegen, mit dem ich hatte hingehen wollen. Yuliyas Freundinnen habe ich ihre Absage nicht nachgetragen, wozu hätte es auch geführt? Menschen sind halt verschieden.

* * * * *

Die letzten beiden Wochenenden vor ihrer Entlassung durfte Yuliya offiziell zu Hause verbringen. In der Nacht von Samstag auf Sonntag Ende November passierte es dann. Ein lauter Knall riss mich abrupt aus dem Schlaf. Was war geschehen? Mit meiner linken Hand tastete ich neben mich – keine Yuliya. »Oh mein Gott!« In Windeseile sprang ich aus dem Bett, rannte zur anderen Seite und da lag mein Schatz auf dem Boden. Ich fragte, ob sie Schmerzen hätte, ob ich sie ins Krankenhaus bringen sollte. »Alles gut, nein, nichts passiert.« Am nächsten Morgen nach dem Aufwachen wollte ich von ihr wissen, ob ihr Kopf wehtun würde, ob ihr übel oder schwindelig sei. »Nein, alles in Ordnung.« Ich bat sie, unbedingt Bescheid zu sagen, sollte sie sich schlechter fühlen.

Vorwürfe machte ich mir keine, aber Gedanken, ob vielleicht doch etwas passiert ist. Keine Ahnung, wie oft ich mich bei ihr erkundigte, Sonntagnachmittag gab sie dann kleinlaut zu: »Bisschen Kopfweh.« – »Aber warum sagst du denn nichts?« Zehn Minuten später meinte sie dann, dass alles wieder in Ordnung sei. Abends brachte ich sie zurück in die Reha nach Bad Camberg, wo ich den diensthabenden Arzt über den Vorfall informierte. Auch ihm sagte Yuliya, dass ihr der Kopf nicht wehtun und sie sich gut fühlen würde. Er meinte daraufhin, dass er eigentlich dazu gehalten sei, Yuliya nach Wiesbaden in die Klinik bringen zu lassen, denn die Geräte, um ihren Kopf zu untersuchen, gab es in der Rehaklinik nicht. Ich war jedoch dagegen, mit Yuliya schien nach ihrer eigenen Auskunft alles in Ordnung und ein Transport am Abend in die Klinik nach Wiesbaden hätte für sie enormen Stress bedeutet. Der Nachtschwester wurde dennoch aufgetragen, häufiger nach Yuliya zu gucken. Ich machte meinen Schatz noch bettfertig. Und damit sie mir nicht noch einmal aus dem Bett fiele, bestellte ich am nächsten Tag ein entsprechendes Gitter, das ich auch gleich anbrachte.

In der Nacht vom 7. auf den 8. Dezember schlief ich nicht gut. Sicher war die Aussicht darauf, Yuliya dauerhaft zu Hause um mich zu haben, sehr schön. Doch ich hatte großen Respekt vor der Verantwortung. Würde ich es allein schaffen? Dass mein Schatz daheim zurechtkommen, sich wohlfühlen würde, war gewiss. Was mir nicht gefiel, war der Gedanke, dass sie erst mal nicht ausreichend gefördert werden würde. Man muss sich mal vor Augen führen, wie umfangreich das »multiprofessionelle Behandlungsprogramm« für meinen Schatz in Bad Camberg gewesen war: viermal wöchentlich Physiotherapie in Einzeltherapie, viermal wöchentlich Ergotherapie in Einzel- und Gruppentherapie, viermal wöchentlich Logopädie in Einzel- beziehungsweise Gruppentherapie, dreimal wöchentlich ein neuropsychologisches Training in Einzeltherapie, zusätzlich pflegeaktivierende Maßnahmen, ein ADL-Selbsthilfetraining (Activities of Daily Living), Gangtraining, Akupunkturbehandlung und Musiktherapie. Wie sollte mit ambulanten Maßnahmen, ausgeführt von Therapeuten, die Yuliya noch gar nicht kannten, ihre bisherige Entwicklung fortgeführt werden?

Am nächsten Morgen trat ich mit gemischten Gefühlen den Weg nach Bad Camberg an, um Yuliya abzuholen. Bevor ich in den zweiten Stock ging, wo ihr Zimmer lag, schaute ich auf ihrer alten Station vorbei. Den Kontakt zu den Pflegern, Schwestern und Ärzten dort hatte ich weiterhin gehalten. Viele von ihnen hatten in den letzten vier Wochen auch immer mal nach meinem Schatz gesehen, um mit ihr ein Schwätzchen zu halten und zu gucken, wie ihre Fortschritte waren. Im Pausenraum traf ich Anne, die mich ernst ansah. Bei ihr hatte ich immer das Gefühl, uneingeschränkt verstanden zu werden. »Ach Miguel, nun ist es so weit«, begrüßte sie mich. »Ja, da kann man nichts machen. Es wurde so entschieden und fertig.« – »Schau mal, wie weit ihr gekommen seid. Ich habe dir von Anfang an geglaubt und war mir sicher, dass bei Yuliya Hoffnung besteht«, sagte Anne. »Ihr habt aber auch viel geleistet, ich habe vor eurer Arbeit großen Respekt«, entgegnete ich. »Gib nicht auf, ja? Ohne dich würde Yuliya wahrscheinlich seit Sommer in einem Pflegeheim liegen und regungslos an die Decke starren. Du hast ihr Leben eingeflößt, anders kann man es nicht sagen.« Ich war platt, mit so einem Kompliment hatte ich nicht gerechnet. Gemeinsam gingen wir dann zu Yuliya, wo ich ihre Sachen zusammenpackte.

Mein Schatz war vor Freude angesichts der Entlassung richtig aufgeregt. Anne brachte uns noch zum Aufzug, wo wir uns verabschiedeten. »Miguel, ich habe wirklich noch nie erlebt, dass sich jemand so engagiert hat wie du. Nicht mal eine Mutter, deren Kind bei uns gewesen ist, hat sich so eingesetzt.« Ich war gerührt von so viel Anerkennung. Das von Anne zu hören, machte mich besonders stolz, denn Anne arbeitet sehr engagiert und in ihrem Urlaub fliegt sie fast jedes Jahr ehrenamtlich nach Indien, um dort betroffenen Kindern zu helfen. Anschließend fuhren Yuliya und ich ins Erdgeschoss, wo sich Annes Kolleginnen und Kollegen von uns verabschieden wollten. Manche hatte ich schon länger nicht mehr gesehen, einige von ihnen fragten auch nach Lena und wollten Bilder sehen. Der Abschied war sehr, sehr herzlich und es fiel mir nicht leicht, (vorerst?) Lebewohl zu sagen. Wie schon mit dem Team der Klinik in Wiesbaden verblieb ich auch mit ihnen so, dass ich sie regelmäßig über Yuliyas Fortschritte informieren würde. Mit Anne und zwei, drei Ärzten und Schwestern hatte ich bereits Kontaktdaten ausgetauscht. In den etwa neun Monaten hatten wir einander gut kennengelernt, das eine oder andere zusammen durchgestanden, um Yuliya gebangt und uns an ihrer Entwicklung und an Lena erfreut. Das verbindet.

Wir mussten dann noch zum Oberarzt, mit dem wir ein abschließendes Gespräch führten. Gemeinsam gingen wir den Entlassungsbericht durch. Abgesehen von den Diagnosen, der Beschreibung von Yuliyas sozialmedizinischem Status bei der Entlassung sowie einer Zusammenfassung des medizinischen Verlaufs enthielt er Empfehlungen zur weiteren Rehabilitation. Diese umfasste neben der haus- und fachärztlichen Weiterbehandlung die jeweils hochfrequente ambulante Ergo-, Physio- sowie Sprachtherapie. Darin eingeschlossen war beziehungsweise riet man dazu: Gangschule, Wassertherapie, physikalische Maßnahmen und ein neuropsychologisches Training, damit Yuliya irgendwann alltägliche Dinge würde selbstständig verrichten können.

Das, was Yuliya zu dem Zeitpunkt konnte beziehungsweise was möglich war, war unter anderem Folgendes: das Lösen von Grundrechenaufgaben im Zahlenbereich bis 100, das unaufgeforderte Initiieren kleinerer Handlungsabläufe, allein arbeiten an PC oder Laptop, sich unterhalten unterstützt von einem Gesprächspartner, das Lösen komplexerer Aufgaben, selbstständig essen, lediglich beim Schneiden war Hilfe nötig, der Verzehr gemischter Konsistenzen, sich selbstständig vom Rücken auf die rechte Seite legen und sich aus dieser Position heraus unter verbaler Anleitung oder mit leichter Unterstützung aufsetzen, für einen längeren Zeitraum frei sitzen in kleinem Aktionsradius, freies Stehen mit Hilfe oder einer Hilfsperson, mit einem Therapeuten am Handlauf gehen, im freien Raum unterstützt von zwei Therapeuten das Zurücklegen einer Distanz von 50 Meter, Zähneputzen war nach Vorbereitung selbstständig möglich, Waschen je nach Tagesform mit mehr oder weniger Unterstützung, fast selbstständiges An- und Ausziehen von T-Shirt oder Pullover.

Außerdem war Yuliya nicht mehr so antriebslos, sodass sie zuletzt beispielsweise allein zu Gruppentherapien gefahren war, die auf Stationsebene stattfanden. Auch ihre Stimmqualität war besser geworden, nicht mehr so heiser. Außerdem sprach mein Schatz lauter, und das von sich aus. Besonders hervorheben möchte ich, dass Yuliya angefangen hatte, die rechte Hand etwas zu bewegen, indem sie die dafür erforderlichen Muskeln aktivierte und sie somit etwa beim Essen als Haltehand einsetzen konnte. Außerdem sprach sie andere spontan an, und was sie sagte, stimmte inhaltlich immer häufiger, auch ihr Wortschatz war größer geworden. Und sie teilte ihre Wünsche, Gedanken und Gefühle spontaner und umfassender mit. Wenn sie sich verbal äußerte, so erfolgte dies der Situation angemessen und inhaltlich korrekt. Yuliya konnte ihr rechtes Auge nachts zwar immer noch nicht richtig schließen, doch Blinzeln war inzwischen möglich. Das Schlucken bereitete ihr manchmal noch Probleme. Die beginnende Beugeaktivierung in der rechten Hand und in den Fingergelenken veranlasste die Ärzte in Bad Camberg zu der Annahme, dass Yuliya ihre rechte Hand möglicherweise wieder würde gebrauchen können.

Bei der Entlassung wurde meinem Schatz neben den verordneten Hilfsmitteln wie dem Leichtgewicht-Rollstuhl, dem Inkontinenz-Badeanzug, einer Fußschiene, einem Schwenkstützgriff, einem Haltegriff zur Montage in der Dusche und dem Duschstuhl ein Rezept ausgestellt über einen Passivtrainer. Man fährt mit dem Rollstuhl an dieses Gerät heran, die Füße werden fest mit Pedalen verbunden, die ein Motor bewegt. Der Trainer, der Yuliya in Bad Camberg zur Verfügung gestanden hatte, verfügte noch über zwei Griffe, die man mit den Händen fasst und die ebenfalls elektrisch wie Fahrradpedale kreisen. Beides wird jedoch nicht gleichzeitig angewendet, damit die einzelnen motorischen Abläufe im Gehirn wieder verankert und abrufbar sind. Dabei darf beispielsweise auch kein Fernseher laufen, damit sich der Patient voll auf die Bewegung konzentrieren kann. Dieses Gerät kann man wie viele andere auch von einem Provider gegen Gebühr ausleihen. Die entstehenden Kosten übernimmt die Krankenkasse. Mit anderen Worten: Die Verordnung ließ mich darauf schließen, dass die Ärzte in Bad Camberg mit weiteren Fortschritten bei Yuliya rechneten.

Ich bedankte mich bei dem Oberarzt und ließ Hannah Schlothmann Grüße ausrichten, da sie an dem Tag keinen Dienst hatte. Mir war zwar etwas mulmig zumute, doch

Yuliya freute sich sehr auf zu Hause. Bei unserer Ankunft erwarteten uns mein Vater, Cornelia und Lena. Mein Schatz strahlte, als ich mit ihr zur Tür hereinkam.

Am folgenden Tag setzte ich mich gleich mit der Krankenkasse in Verbindung. Der Entlassungsbericht war parallel an sie gegangen. Therapeuten für die ambulanten Maßnahmen hatte ich gefunden, nun wollte ich wissen, in welchem Umfang Maßnahmen möglich waren. Im Gespräch stellte sich heraus, dass die Krankenkasse jeweils eine Therapiestunde (Ergo, Physio und Logo) von 45 Minuten pro Woche übernehmen würde. Ich war sprachlos – wenn man bedenkt, wie viel Therapie Yuliya in Bad Camberg erhalten hatte, dagegen war das nichts. Auch wenn es vielleicht keine großen Sprünge waren, die mein Schatz bislang gemacht hatte, und es im Vergleich zu anderen etwas länger dauerte, bis sie wieder richtig sprechen und ohne Hilfe laufen konnte, so konnte man Yuliya doch nicht einfach ihrem Schicksal überlassen. Wie ich aus Gesprächen mit Ärzten, Therapeuten und Pflegern wusste, sollte man mit Patienten wie ihr so früh wie möglich und so viel wie möglich arbeiten. Das Zeitfenster, um Dinge neu zu erlernen, steht nicht unbegrenzt offen. Ich wollte jedenfalls den Bescheid der Krankenkasse keinesfalls akzeptieren.

* * * * *

An den Tagen, an denen ich nicht arbeiten musste, habe ich Yuliya morgens fertig gemacht. Das heißt, beim Zähneputzen habe ich sie unterstützt, vor dem Duschen habe ich ihr die Augentropfen gegeben, dann habe ich meinen Schatz angezogen, ihr das Haar geföhnt und abschließend die Tabletten verabreicht. Da Lena unter der Woche bei meinen Eltern schläft, brachte mein Vater sie uns gegen 9 Uhr. Kurz darauf kam Cornelia und ich frühstückte mit Yuliya. Den Vormittag und Nachmittag nutzte ich, um mit ihr die motorischen Fähigkeiten zu üben. Um das Essen kümmerte sich Cornelia, sodass wir vier mittags zusammen am Tisch saßen. Von Anfang an hat mein Schatz unsere Lena gefüttert, dabei war sie hoch konzentriert. Ebenso gab sie unserer Tochter nach deren Mittagsschlaf den Pudding, was gleich super klappte und niemand anders machen sollte. Spätnachmittags kam dann mein Vater, um Lena wieder abzuholen. Anschließend spielten Yuliya und ich oft noch Memory am Computer, aßen dann zu Abend und schauten noch ein bisschen fern oder eine DVD. Dann machte ich sie bettfertig und wir gingen schlafen.

Für die dritte Dezemberwoche hatte der medizinische Dienst der Krankenkassen seinen Besuch angekündigt, um Yuliyas Pflegestufe festzulegen. Ich machte mich im Internet schlau, denn ich wollte vorbereitet sein. Mein Ziel war es, die höchste, also Pflegestufe 3 – für meinen Schatz zu bekommen, insofern man überhaupt Einfluss darauf nehmen kann. Aufgrund der bisherigen Erfahrungen, die wir indirekt mit dem MDK gesammelt hatten, war ich auf Widerstand eingestellt. Doch es kam ganz anders, denn die Mitarbeiterin stellte sich als ausgesprochen angenehm heraus. Sie nahm sich sehr viel Zeit, um sich von Yuliya ein genaues Bild zu machen. Ich musste auch eine ganze Reihe von Fragen beantworten und sollte die Fortschritte, die mein Schatz in den letzten Monaten gemacht hatte, genau beschreiben. Sehr hilfreich waren auch die vielen Tipps, die sie uns gab. So erfuhr ich zum Beispiel, wie ich Yuliya leichter vom Rollstuhl aufs Bett und umgekehrt heben konnte. Insgesamt war es eine durchweg positive Begegnung, die mich wieder zuversichtlicher stimmte, was die Bewilligung einer weiteren stationären Reha für meinen Schatz anging.

Wenig später hatten wir den Termin bei unserem Hausarzt. Sämtliche Unterlagen – die Berichte aus der Klinik, den Entlassungsbericht aus der Reha etc. – hatte ich dabei. Die Wartezeit war ungewohnt kurz und der erste Eindruck gut. Matthias Wentzky beschrieb ich Yuliyas Krankheitsbild, erzählte von unserer gesunden Tochter und dass mir anfangs wenig Hoffnung gemacht wurde. Er nahm sich ausreichend Zeit, um Yuliya umfassend und genau in Augenschein zu nehmen, wobei er auch eine ganze Reihe von Fragen stellte. Neben ihrer aktuellen Verfassung interessierte ihn beispielsweise auch, ob in unserem Haus alle relevanten Bereiche mit dem Rollstuhl zu erreichen wären. Ich selber erklärte ihm meine Ziele mit Yuliya und sagte auch, dass ich mich um weitere stationäre Reha-Maßnahmen für sie bemühte. Abschließend stellte uns Dr. Wentzky alle relevante Rezepte aus.

Im Advent besuchte uns Yuliyas Kollege Thomas Bauer das erste Mal zu Hause. Die Wiedersehensfreude war groß. »Mensch, Yuliya, deine Fortschritte sind beachtlich!«, meinte er gleich nach der Begrüßung, denn sie war allein mit ihrem Rollstuhl zur Eingangstür gerollt, wo wir ihn dann erwarteten. »Und, habe ich dir zu viel versprochen?« Ich konnte mir ein Grinsen nicht verkneifen. »Du hast zwar immer genau und regelmäßig berichtet, doch Yuliya übertrifft meine Erwartungen.« Das Haus und das, was wir daran gemacht hatten, kannte Thomas nur aus ihren Erzählungen vor dem Unfall. Also machte ich mit ihm eine kleine Führung, während mein Schatz im Wohnzimmer auf uns wartete. Im Keller zeigte ich ihm das Laufband, das ich extra angeschafft hatte, um mit Yuliya das Gehen zu üben. An der Decke hatte ich eine Halterung angebracht, damit sie das Gefühl hatte, frei, auf eigenen Füßen zu stehen.

Auf Weihnachten kamen wir auch zu sprechen und ich zeigte ihm den neuen Tablet-PC, den ich für meinen Schatz besorgt hatte. Damit sollte sie allein weiter Lesen üben können. Über die Geschenke für unsere Töchter tauschten wir uns ebenfalls aus.

Es war ein schöner Nachmittag, mit »Danke, dass du da warst« verabschiedete sich Yuliya von Thomas, womit sie ihn vollends verblüffte. »Thomas, wir sehen uns nächste Woche, mein Schatz möchte euch in der Bank noch frohe Weihnachten wünschen«, kündigte ich unseren Besuch schon mal an.

In der Bank stieß dann auch Herr Kraft zu den Kollegen. Er nahm mich später kurz zur Seite, um mir zu sagen, dass er nach seinem Besuch im Sommer in Bad Camberg nicht geglaubt hatte, dass sich der Zustand meines Schatzes derart verbessern würde.

Heiligabend waren wir bei meinen Eltern. Auch mein Bruder Sven war mit seinem Sohn gekommen. Wir haben schön zusammen gegessen und anschließend gab es Geschenke. Gegen 21 Uhr machten Yuliya und ich uns auf den Heimweg. Den ersten Weihnachtsfeiertag verbrachten wir alle gemeinsam bei meiner Oma Rosi. Sie mag Lena sehr, entsprechend freute sie sich, als wir nachmittags bei ihr eintrafen. Tags darauf fuhren meine Eltern zusammen mit unserer Tochter in ihr Haus nach Spanien, wo sie wie immer Silvester mit ihren Freunden feiern wollten. Die Zeit zwischen den Jahren machten mein Schatz und ich es uns gemütlich. Da Yuliya abends gegen 10 Uhr müde wird, verschliefen wir den Jahreswechsel beinahe. Um kurz vor zwölf packte ich sie gut ein – sie war bereits bettfertig gewesen und fror damals sehr schnell – und schob sie im Rollstuhl in den Eingangsbereich unseres Hauses. Vor der Tür veranstaltete ich ein kleines Privatfeuerwerk für meinen Schatz. Danach ging es dann wieder husch, husch ins warme Bett. Von dem, was uns im nächsten Jahr bevorstehen würde, hatten wir keinen blassen Schimmer.

Neues Jahr – neues Glück?

Das neue Jahr begann den Umständen entsprechend gut. Yuliya, Lena und ich waren zusammen, Cornelia ging uns zur Hand und so langsam spielte es sich mit der ambulanten Therapie zu Hause ein. Zu uns kamen zwei Physiotherapeuten, von denen einer von der Krankenkasse bezahlt wurde, für die Aufwendungen des anderen kam ich auf. Letzterer machte eine ausgezeichnete Arbeit. So empfahl er mir beispielsweise, Yuliya einen elektrischen Rollstuhl mit Aufstehhilfe verordnen zu lassen. Dieser hätte den Vorteil, dass Patienten weniger auf Unterstützung angewiesen sind, was sich positiv auf die Selbstständigkeit und das Selbstbewusstsein auswirken würde. Angenommen, mein Schatz bräuchte irgendetwas aus einem der Hängeschränke in der Küche oder ein Buch aus dem Regal, müsste sie niemanden mehr darum bitten, es ihr zu geben, sondern käme gleich selber dran. Des Weiteren würde sie damit häufiger allein auf beiden Füßen stehen, was insbesondere für ihre nach wie vor stark eingeschränkte rechte Seite gut wäre. Durch den Bodenkontakt würde vom Fuß ein Signal an den Kopf gesendet werden und mittelfristig das Gefühl an sich und das für Bewegungsabläufe zurückkommen. Und nicht zuletzt würde der durch das viele Sitzen bedingten Verkürzung der Muskeln vorgebeugt und ein Spitzfuß vermieden werden. Indem man regelmäßig immer mal wieder steht, werden nämlich Bänder, Sehnen und die Muskulatur gedehnt.

Beim nächsten Termin sprach ich mit Yuliyas Hausarzt darüber. Er hatte von diesem Modell bereits gehört und hielt den Antrag für sinnvoll. Mitte Januar stellte er ein entsprechendes Rezept aus, das ich der Krankenkasse persönlich vorbeibrachte.

Etwa zur selben Zeit erwartete mich nach dem Spätdienst eine besondere Überraschung. Die Ärzte der Reha Bad Camberg hatten Yuliya ja ein Rezept auf den MOTOmed viva 2 mit Armtrainer ausgestellt, das der Krankenkasse noch vor ihrer Entlassung, insgesamt also seit sechs Wochen, vorlag. Ich kam also eines Tages nach der Arbeit nach Hause, öffnete die Eingangstür und mein Blick fiel auf ein Trainingsgerät im Flur. »Was steht denn hier? Was hat der Provider uns da nur geliefert?«, schoss mir durch den Kopf, denn ich wusste aus der Reha, wie das Yuliya verschriebene Modell hätte aussehen müssen. Nach meinem ersten Schreck nahm ich das Gerät genauer in Augenschein. Was stand da auf dem Rahmen? MOTOmed viva 1. Hinzu kam, dass das gelieferte Modell nicht über einen Armtrainer verfügte. Auf dem Rahmen war auch die Servicenummer des Providers angegeben, die ich gleich wählte. Sehr schnell stellte sich in dem Gespräch mit einem der Mitarbeiter heraus, dass die Krankenkasse den MOTOmed viva 1 ohne Armtrainer für Yuliya angefordert und dessen Lieferung beauftragt hatte. »Das darf doch wohl nicht wahr sein!«, entfuhr es mir. Ich war stocksauer, denn uns wurde das vorenthalten, was man uns verschrieben hatte, und für Yuliya konnte es nicht wie geplant weitergehen. Um die Uhrzeit erreichte ich bei der Krankenkasse niemanden mehr. Einigermaßen fassungs- und verständnislos und mit einer großen Wut im Bauch ging ich an dem Abend ins Bett. Vor allem tat es mir für Yuliya unglaublich leid. Was hatte man sich dabei nur gedacht oder vielmehr nicht gedacht? Die Kraft und der Wille waren da, warum unterstützte man diese junge Frau nicht dabei, wieder voll leistungsfähig zu werden?

Am nächsten Morgen rief ich gleich um 7 Uhr bei der Krankenkasse an. Auf meine Frage, warum uns nicht das von den Ärzten verschriebene Modell geliefert worden wäre, hieß es: »Herr Almoril, der Medizinische Dienst der Krankenkassen hält den Armtrainer nicht für erforderlich.« – »Aber Herr Schneider, die rechte Hand von Yuliya Gregan hat Funktion. Warum soll ihr Arm nicht trainiert werden? Aus dem Entlassungsbericht geht das eindeutig hervor. Die Fähigkeiten, die darin beschrieben werden, sind Grundlage der ärztlichen Verordnung gewesen. Wie kommt es, dass die Einschätzung des Medizinischen Dienstes der Krankenkassen davon so weit abweicht?« Die Frage konnte mir mein Ansprechpartner nicht beantworten und bat mich um einen Moment Geduld, er würde gleich noch einmal anrufen. Zehn Minuten später klingelte mein Telefon. »Herr Almoril, der MDK hat den Armtrainer nun doch bewilligt. Wir setzen uns mit dem Verleih in Verbindung, damit das Gerät entweder ausgetauscht oder ergänzt wird.«

Warum, möchte ich wissen, ist das verschriebene Modell nicht sofort genehmigt worden? Was passiert mit Patienten, für die niemand so wie ich für den Armtrainer kämpft? Der Arm hätte irgendwann sicher gar keine Funktion mehr gehabt. Nicht nur, dass ein Unfall, wie Yuliya ihn erlitten hat, alles verändert – das Leben des Betroffenen selbst und das dessen Umfelds ist ein anderes, von heute auf morgen. Als Angehöriger hat man eine wahnsinnige Angst um den geliebten Menschen, ist Tag und Nacht getrieben von Sorge und Ungewissheit. Es dauert ewig, bis man begriffen hat, was passiert ist, und man sich neu sortiert hat. Der komplette Alltag muss neu organisiert werden. Man setzt sich mit Dingen auseinander, von denen man bis dahin nicht gewusst hat, dass es sie überhaupt gibt, und man wächst ungefragt und notgedrungen in eine Situation hinein, die einem alles abverlangt – unwissend, wie man war. Im Zuge dessen erweist sich die Bürokratie, mit der man auf einmal konfrontiert ist, als ein einziger Kampf. Und der kostet Kraft, sehr viel Kraft, unnötige Kraft, die man eigentlich bräuchte, um den Betroffenen zu unterstützen, für ihn da zu sein und zu motivieren. Hinzu kommt, dass der Verunglückte oder Erkrankte langfristige Defizite haben wird – was meist verdrängt, nach außen verschwiegen und tabuisiert wird. Wie viele Partner verlassen den Betroffenen, weil sie es sind, die mit der Situation nicht klarkommen? Von wie vielen Ärzten und Pflegern – egal, ob Krankenhaus oder Reha – habe ich gehört, dass sich nicht wenige Angehörige trennen, nachdem sie sich in der Akutphase noch gekümmert haben. Der geliebte Mensch ist nicht mehr der, den man gekannt hat. Er verändert sich zwangsläufig, ist nicht mehr der Alte, weil sich die Psyche und die Kognition durch so einen schweren Unfall, wie er Yuliya widerfahren ist, verändern. Das zu erkennen, es an- und hinzunehmen kostet zusätzliche Kraft. Ich frage noch einmal: Warum wird ein Antrag abgelehnt oder ein ausgestelltes Rezept nicht berücksichtigt beziehungsweise befolgt? Wieso muss man zunächst auf das falsche Gerät warten, dann nachfassen, Druck machen, verhandeln, bis es gegen das verschriebene Modell Tage später ausgetauscht wird? Man ist doch ohnehin schon gestresst genug und damit beschäftigt, dass es dem Partner, der Mutter oder dem Bruder bald wieder besser geht. Außerdem geht so unnötig wertvolle Zeit verloren. Ich bat übrigens nur darum, den Trainer zu ergänzen – wer weiß, wie lange wir auf den MOTOmed viva 2 gewartet hätten.

Schon im Dezember hatte ich angefangen, alles für den neuen Antrag auf Reha-Maßnahmen in die Wege zu leiten.

Dafür mussten im Vorfeld nacheinander vier oder fünf (irgendwann verlor ich den Überblick) Formulare von mir und Yuliyas Hausarzt ausgefüllt werden. Nachdem ich das erste Schreiben mit allen erforderlichen Angaben von Matthias Wentzky an die Krankenkasse zurückgeschickt hatte, rief ich dort an, weil ich wissen wollte, wie es weitergeht. »Herr Almoril, als Nächstes bekommen Sie ein Formular zugesandt, das Ihr Hausarzt ausfüllen muss.« – »Aber das habe ich Ihnen doch bereits zugeschickt«, erwiderte ich. »Nein, das war das Formular für das Formular.« Wenig später lag es in meinem Briefkasten, mit dem ich umgehend zu Matthias Wentzky fuhr. Gemeinsam füllten wir es sofort aus und ich brachte es auf dem Weg nach Hause gleich zur Post. Zwei Wochen später rief mich Yuliyas Hausarzt an und sagte: »Herr Almoril, ich habe hier wieder ein Schreiben von der Krankenkasse bekommen. Es sieht aus wie das vorherige. Was soll ich damit machen?« – »Füllen Sie es einfach aus und schicken Sie es der Krankenkasse.«

Im selben Monat noch konnte der Antrag endlich abgeschickt werden. Ich persönlich empfand den dafür erforderlichen Aufwand als sehr kompliziert und schwer zu durchschauen. Ich weiß nicht, wie oft wir schon in irgendwelchen Formularen angegeben hatten, was meinem Schatz passiert war und welche Beeinträchtigungen sie davongetragen hatte. Wäre es nicht möglich, dass sämtliche Informationen zu einem Schadensfall irgendwo zentral zusammenlaufen, die alle Beteiligten im Bedarfsfall dort abrufen können? In welchem Jahrhundert leben wir eigentlich? Cloud Computing ist momentan in aller Munde. Damit Leistungen wie die Reha für Yuliya überhaupt bewilligt werden können, benötigt die Deutsche Rentenversicherung – in unserem Fall mal die des Landes Hessen, mal die des Bundes – eine ganze Reihe von

Angaben. Zum einen handelt es sich um Informationen unter anderem über die von Yuliya bis zum Unfall ausgeübte Tätigkeit, die bis dahin von ihr erbrachten Beiträge zur Sozialversicherung sowie Angaben über mich, da ich als ihr Stellvertreter den Antrag gestellt habe. Von dem Moment an, als ich die gesetzliche Betreuung übernommen habe, ist mein Schatz ja geschäftsunfähig. Zum anderen mussten auch von ärztlicher Seite Formulare ausgefüllt werden. Erfragt werden darin die Diagnose und die aktuellen Beschwerden sowie Funktionseinschränkungen müssen beschrieben werden. Außerdem will man Näheres zur Krankheitsvorgeschichte und welche Therapien bisher zur Anwendung gekommen sind etc. wissen. In Yuliyas Fall ist es die Krankenkasse gewesen, die darum gebeten hat, die Angaben für die Deutsche Rentenversicherung zu machen. Denn sie zahlt die ersten eineinhalb Jahre ab Unfall das Krankengeld, danach hat man in der Regel Anspruch auf eine Rente, die von der DRV genehmigt werden muss. Dazu später mehr.

In diesem Zusammenhang wurde uns wieder bewusst, dass wir mit unserem Hausarzt die richtige Wahl getroffen hatten. Neben seinem offenkundigen Engagement war es vor allem sein zeitnahes Handeln, was mich überzeugt hat. Ich bin mir sehr bewusst, dass Yuliya nicht seine einzige Patientin ist und dass ihr Fall aufwendig ist. Doch Matthias Wentzky reagierte von Anfang an prompt und kümmerte sich sofort. Außerdem nahm er sich Zeit, mir diesen Vorgang zu erklären. Es ist viel wert, wenn sich jemand so reinhängt, wie er es tut.

Er konnte jedoch nicht alles, was Yuliya benötigte, auch verordnen. Beispielsweise Logopädie, wie mein Schatz sie in Bad Camberg gehabt hatte, muss ein Neurologe verschreiben. Schon im Januar hatte ich einen entsprechenden Facharzt in Bad Camberg kontaktiert, doch die Wartezeit für den nächsten freien Termin hätte sechs Monate betragen. In Idstein war ich schließlich fündig geworden, Anfang Januar wurden mein Schatz und ich dort vorstellig. An den Entlassungsbericht der Reha hatte ich gedacht, wonach uns die Dame am Empfang auch als Erstes fragte. Den hatte ich auf einen Stick gezogen – zum einen, um Papier zu sparen, zum anderen weiß ich von keiner Praxis, die noch nicht auf EDV umgestellt hat. »Das tut mir leid, Herr Almoril, aber damit kann ich nichts anfangen«, sagte sie, als ich ihr den Stick über die Theke reichte. »Wie bitte? Warum nicht?«, wollte ich verwundert von ihr wissen. »Ich brauche einen Ausdruck auf Papier.« In dem Moment fehlten mir die Worte und ich fragte mich wirklich, in welchem Jahrhundert wir eigentlich leben. Ich fragte die Arzthelferin von schätzungsweise Mitte 20, ob sie Angst vor Viren hätte. Auf ihrem Computer wäre sicher ein Anti-Viren-Programm installiert. Ein Klick mit der rechten Maustaste, und der Datenträger könnte darauf überprüft werden. Die Datei könnte sie anschließend öffnen und einfach rüberziehen. Fehlanzeige, sie bestand auf den Ausdruck, sodass wir einen neuen Termin drei Monate später vereinbarten.

Gut drei Wochen später – inzwischen war Mitte Februar überschritten – ging bei uns ein Schreiben der Deutschen Rentenversicherung ein verbunden mit der Bitte, ein weiteres Formular auszufüllen. Man hätte unseren Angaben entnommen, dass die Ursache der Erhebung des Leistungsanspruchs, sprich dem Antrag auf Reha, ein Unfall gewesen war. Im sogenannten Ermittlungsfragebogen wollte man Informationen zum Unfall selbst, zu den erlittenen Verletzungen, den darauf zurückgehenden aktuellen Beschwerden, den behandelnden Ärzten und zum Krankenhausaufenthalt. Ferner wollte man unter anderem wissen, ob ein Strafverfahren bei Gericht anhängig wäre. Es ist unglaublich, wie viel Zeit allein das Ausfüllen in Anspruch nimmt, zumal man dieselben Angaben schon x-mal gemacht hat. Meiner Mutter ging das ganz schön an die Substanz, sie war ja immer noch voll berufstätig. Jeden Tag auf dem Weg von der Arbeit nach Hause hoffte sie, dass nicht wieder etwas im Briefkasten lag. Da half die Aussicht darauf, ab März nicht mehr in Lohn und Brot zu stehen, wenig.

Anfang März erhielt ich einen Anruf der Krankenkasse, dass die DRV die vierwöchige »stationäre Leistung zur medizinischen Rehabilitation« für Yuliya bewilligt hatte. Vorgesehen war eine Klinik in Braunfels, was von uns zu Hause nicht so weit weg ist. Die Freude darüber war unglaublich groß. Ich schloss meinen Schatz in die Arme, gab ihr einen Kuss, weil wir wieder eine Hürde genommen hatten. Neben dem Bewilligungsbescheid war uns noch eine Bescheinigung für Yuliyas Arbeitgeber geschickt worden, da sie Anspruch auf Übergangsgeld während der Reha hatte. Um dies auszahlen zu können, benötigte die Deutsche Rentenversicherung die Angaben von Yuliyas Arbeitgeber, damit die entsprechende Höhe ermittelt werden konnte. Also wieder Formulare, die hin- und hergeschickt und ausgefüllt werden mussten. Als Wunschtermin für die Reha in Braunfels nannte ich der Krankenkasse den letzten Monat, den diese die Leistungen für Yuliya übernehmen würde, das heißt von etwa Mitte April bis Mitte Mai. Vorher wollte ich nämlich noch mit meinem Schatz nach Spanien und Rom.

ES TUT SICH LANGSAM WAS

Ungefähr zu dieser Zeit verlosten BILD.de und das Heine-Versandhaus eine Kinderbetreuung. Gefragt waren berufstätige Mütter, zusätzlich wurde ein Business-Outfit in Aussicht gestellt, Einsendeschluss war der 15. März 2011. Dabei sollten die Teilnehmerinnen von der Situation in ihrem (ehemaligen) Job, der Schwangerschaft, ihrem Kind und dem, was sie vor dem Wiedereinstieg in den beruflichen Alltag beschäftigte, sprich von möglichen Sorgen, Ängsten, Wünschen oder Problemen berichten. Außerdem sollte man Fotos von sich und seiner Familie mitschicken. BILD.de würde die Gewinnerinnen, vier an der Zahl, nacheinander porträtieren.

Nachdem ich das Inserat gesehen hatte, dachte ich sofort an uns. Schwierigkeiten hatten wir mehr als genug und alle, die uns bislang unterstützt hatten, waren nervlich strapaziert und am Rand ihrer Kräfte. Die Entlastung durch eine Nanny käme für uns wie gerufen, da die Krankenkasse nur noch bis Mitte Mai für die in der Leistung Hauhaltshilfe eingeschlossene Kinderbetreuung aufkommen würde. Ich machte mich gleich daran, unsere Geschichte aufzuschreiben, und suchte die passenden Bilder dazu. Darunter waren auch sehr schöne Aufnahmen von Lena.

Ich hatte schon früher darüber nachgedacht, mich mit den Medien in Verbindung zu setzen. Einerseits bestätigten mir alle – Ärzte, Pfleger und Schwestern eingeschlossen –, dass Yuliyas Rückkehr ins Leben und unsere gesunde Tochter Lena ein Wunder waren, das man sich allein medizinisch nicht erklären könnte. Andererseits hatte ich den Eindruck, dass für die Rettung von Leben alles getan wird. Allein schon die Entwicklung und der Einsatz der vielen Geräte, über die Intensivpatienten teilweise über einen sehr langen Zeitraum versorgt werden. Nachdem Yuliya aus der Reha in Bad Camberg entlassen worden war, hegte ich jedoch langsam den Verdacht, dass hingegen nicht alles dafür unternommen wird, damit die Geretteten auch wirklich wieder am Leben teilnehmen können. Ich als Angehöriger habe das schwindende Interesse beziehungsweise abnehmende Engagement als Einschnitt erlebt. Die Ablehnung der Verlängerung der stationären Reha im Herbst 2010 durch den Medizinischen Dienst der Krankenkassen sollte sich nur als Vorbote herausstellen. Dabei wurden auch seitens der Ärzte die kleinen, aber kontinuierlichen Fortschritte meines Schatzes immer wieder bestätigt.

Meine Ursprungsidee war jedenfalls gewesen, wenn Yuliya wieder laufen und richtig sprechen konnte, mit unserer Geschichte an die Öffentlichkeit zu gehen, um alle an dem Wunder teilhaben zu lassen. Als uns aber dann so viele Steine in den Weg gelegt wurden, entstand bei mir der Wunsch, mit unserer Geschichte auf die Dinge hinzuweisen, die in unserer Gesellschaft, das heißt im Gesundheitssystem im Argen liegen. Und indem ich andere über diese Missstände informierte, wollte ich einen positiven Wandel in der gesundheitlichen Versorgung bewirken.

Für Ende März, Anfang April hatte ich für Yuliya und mich Urlaub geplant. Seit einigen Jahren sind die Winter in Deutschland unbeständig, nass und kalt, sodass ich den Frühlingsanfang mit einer Reise nach Spanien für uns beide vorverlegen wollte. Meine Eltern besitzen dort unten ja ein Haus und meine Mutter war inzwischen auch nicht mehr berufstätig, sodass sie sich während unserer Abwesenheit um unsere Lena kümmern konnte. Einem unserer Physiotherapeuten und seiner Lebensgefährtin hatte ich angeboten, unentgeltlich mitzukommen, wenn er bereit sei, jeden Tag mit meinem Schatz zu arbeiten. Er nahm das Angebot an, wollte aber nicht die ganze Zeit bleiben, sondern sich zusammen mit seiner Freundin auch noch Barcelona anschauen.

Der Ortswechsel tat Yuliya und mir sehr gut. Yuliya hatte es dort immer gut gefallen, sie hatte sogar vor ihrem Unfall angefangen, Spanisch zu lernen. Sonne und Meer waren Balsam für unsere Seele. Inlineskaten auf der Promenade ging nun nicht mehr, stattdessen schob ich jetzt Yuliya im Rollstuhl dort entlang. Wie bei unseren Aufenthalten zuvor genossen wir aber allabendlich in einem Lokal Tapas am Strand.

Mit meinen Eltern telefonierten wir regelmäßig. Ich berichtete von Yuliyas Fortschritten und davon, wie wir uns die Zeit vertrieben. Und sie erzählten, wie sie von unserer Tochter auf Trab gehalten wurden. Zu Beginn der zweiten Woche klingelte mein Telefon und eine mir unbekannte, aber sympathische Frauenstimme meldete sich: »Guten Tag Herr Almoril. Mein Name ist Nadine Müller und ich habe die Aufgabe, Ihnen mitzuteilen, dass Sie und Ihre Lebensgefährtin Yuliya Gregan beim BILD.de-Heine-Gewinnspiel unter anderen als Sieger ermittelt wurden. Meinen Glückwunsch.« Ich war so überrascht, dass ich erst gar nicht verstand, was sie gesagt hatte. Dann bat ich sie, noch mal zu wiederholen, was sie gesagt hatte, und hielt dabei Yuliya das Telefon ans Ohr. Ich war außer mir vor Freude. Ich bedankte mich bei ihr und sagte ihr, dass wir uns noch bis Anfang April in Spanien befänden. Nachdem wir alles Weitere besprochen hatten, betonte sie ausdrücklich ihr großes Interesse an unserer Geschichte, die die gesamte Redaktion sehr aufgewühlt und für uns eingenommen hätte.

Meine Eltern informierte ich umgehend über unseren Ge-
winn. Diesmal verschlug es meiner Mutter die Sprache und
ich hatte die große Hoffnung, dass wir es alle nun bald einfacher haben würden. BILD.de bat zunächst um weiteres Fo-
tomaterial von uns, und da ich meinen Laptop dabeihatte,
konnte ich die Redaktion gleich mit weiteren Aufnahmen
versorgen. Der Artikel über uns erschien am 24. März, einem
Donnerstag.

Am darauffolgenden Tag rief mich die beim Heine-Ver-
sandhandel für das Gewinnspiel zuständige Mitarbeiterin an
und fragte, ob sie meine Kontaktdaten weitergeben dürfe. Bei
ihnen wäre eine Reihe von Presseanfragen eingegangen. Dem
stimmte ich sofort zu, denn ich wollte ja, dass die Medien auf
uns aufmerksam würden. Wenige Stunden später klingelte
erneut mein Telefon – am Apparat war eine Redakteurin von
RTL-Explosiv. Sie kam gleich zur Sache und fragte, wann sie
mit ihrem Team bei uns zu Hause vorbeischauen könnte. Ich
bot an, dass wir für den Sendebeitrag früher aus unserem Urlaub zurückkehrten. Sie hielt das zwar nicht für nötig, doch
ich sah unsere Chance gekommen und wollte sie gleich beim
Schopfe packen. Wir verblieben so, dass Yuliya und ich am
Wochenende abreisen und RTL am Dienstag darauf zu uns
zum Drehen kommen sollte. Abends beim Einschlafen mal-
te ich mir aus, dass der Fernsehbeitrag uns vielleicht helfen
könnte und mein Schatz dann besser gefördert wird. Yuliya
und ich waren gespannt auf das, was nun auf uns zukommen
würde. Nur einmal hatte ich die Strecke Tarragona bis nach
Hause so schnell zurückgelegt. Das war Anfang November
2008, nachdem ich mit Yuliya von Spanien aus einige Male
telefoniert hatte und sie unbedingt treffen wollte.

Nach unserer Rückkehr überschlugen sich die Ereignisse,
wobei meine Erwartungen bei Weitem übertroffen wurden.

Den Tag nach unserer Ankunft gönnten wir uns noch ein bisschen Ruhe, Dienstag war es dann so weit – die Journalisten von RTL kamen vorbei, um Filmaufnahmen von uns zu machen. Zuerst wurde bei uns im Haus gedreht, dann, wie ich mit Yuliya und Lena spazieren gehe. Mit dem Kamerateam fuhr ich auch an die Stelle, wo mein Schatz den Unfall gehabt hatte. Auch diesmal fühlte ich keinerlei Schmerz und erklärte dem Redakteur, wie sich alles an jenem Tag im November 2009 zugetragen hatte.

Bei RTL sollte es jedoch nicht bleiben. Kurz darauf hatte uns auch ein Mitarbeiter der ZDF-Talkshow Markus Lanz kontaktiert. Er besuchte uns zunächst zu Hause, um sich ein Bild zu machen und uns näher kennenzulernen. Wir waren uns auf Anhieb sympathisch und vereinbarten wenig später einen Termin, wann wir nach Hamburg zur Aufzeichnung kommen würden.

Nachdem unsere Geschichte auf BILD.de erschienen war, setzten sich weitere Medien mit uns in Verbindung, denen ich von unserem Schicksal erzählte. So berichtete noch vor der Zeitschrift auf einen Blick am 20. April sogar ein Magazin aus Skandinavien über uns. Es war unglaublich – und jedem, den ich traf oder mit dem ich sprach, zeigte ich die Artikel oder erwähnte sie.

In dieser Zeit beantragte ich für Yuliya Rente, weil man in Deutschland nach eineinhalb Jahren keinen Anspruch mehr auf Krankengeld hat, das sie bis etwa Mitte Mai bekommen sollte. Am 4. April 2011 ging ein Schreiben der Deutschen Rentenversicherung bei uns ein mit der Bitte um weitere Angaben, um darüber entscheiden zu können.

* * * * *

Als das Team von RTL-Explosiv bei uns war, hatte ich ihnen nicht nur vom Unfall, Yuliyas Rückkehr ins Leben und der Geburt unserer gesunden Tochter Lena erzählt. Ich hatte auch die vielen Hürden erwähnt, die wir seitdem überwinden mussten. Besonders hob ich den Kampf um die Verlängerung der stationären Reha hervor und dass meiner Ansicht nach Patienten wie Yuliya zu wenig Therapie verordnet wird – trotz deutlicher Fortschritte. Und dann die zusätzliche Belastung in Form von Formularen, die für Anträge ausgefüllt werden müssen, die Angaben, die man immer und immer wieder macht. Nicht zu vergessen die Suche nach guten Ärzten, die bereit sind, sich einzusetzen. Die Sache mit dem MOTOmed viva 2 und der elektrische Rollstuhl mit Aufstehhilfe, der Yuliya vor zwei Monaten verschrieben worden war und auf den wir immer noch warteten. Vorher hatte ich übrigens nachgefragt, ob das Rezept dafür bearbeitet werden würde – negativ. Es war nicht das erste Mal, dass ich meine Verzweiflung und meinen Unmut darüber äußerte. Von denen, die mir zuhörten, erwartete ich dabei kein Schulterklopfen nach dem Motto: »Herr Almoril, Sie sind der Größte, was Sie alles für Ihre Lebensgefährtin tun! Und wie recht Sie haben, unser Gesundheitssystem ist die reinste Katastrophe!«

Es tat einfach gut, jemand Unbeteiligtem von dem zu erzählen, was mich belastet. Dabei ist es keinesfalls meine Absicht, dass sich jemand genötigt sieht, etwas für uns zu tun oder uns zu helfen. Ich erwarte Einsatz lediglich von den direkt Beteiligten wie Ärzten, Pflegern, Schwestern, Therapeuten. Und von den verantwortlichen Politikern, Krankenkassen, dem Medizinischen Dienst der Krankenkassen sowie der Deutschen Rentenversicherung wünsche ich mir Bedingungen und ein System, das die bestmögliche Versorgung aller Menschen in Deutschland gewährleistet. Wir sind ein so reiches Land, es geht uns so gut und man hört immer wieder, dass für eine gute Gesundheitsversorgung Mittel in ausreichendem Maße vorhanden sind. Diese werden meiner Meinung nach aber nicht optimal eingesetzt. So frage ich mich, warum wir so viele Krankenkassen, allein knapp 150 Betriebskrankenkassen, haben.

Vor Yuliyas Reha-Antritt in Braunfels sollte unsere Reise nach Rom gehen. Schon zu Beginn des Jahres hatte ich meinem Schatz vorgeschlagen, dort ein paar Tage zu verbringen. Am Anfang unserer Beziehung waren wir ein verlängertes Wochenende in Rom gewesen. Ich fragte meine Eltern, ob sie sich uns nicht mit Lena anschließen wollten. Ein Tapetenwechsel würde ihnen sicher auch guttun, außerdem kannten sie Rom noch nicht. Meine Mutter war anfangs skeptisch, ließ sich dann aber doch überreden. Sobald der Reha-Termin für Yuliya feststand, buchte ich unsere Reise. Ich wollte unbedingt in dasselbe Hotel wie damals, denn ich wollte die Gelegenheit nutzen, dass Yuliya sich erinnerte.

Am 7. April fuhren wir fünf los. Nach unserem Rückflug vor zwei Jahren, der sehr turbulent gewesen war, hatte ich mir geschworen, nur noch mit dem Auto zu verreisen. Außerdem hatten wir mehr Gepäck – Yuliyas Rollstuhl und Lenas Kinderwagen. Wir waren mit dem Wagen meines Vaters unterwegs und wir beide wechselten uns beim Fahren ab. Mein Vater saß gerade am Steuer, als mich die Krankenkasse anrief. Den Sachbearbeiter kannte ich bereits. Er sagte mir, dass das Rezept über den elektrischen Stehrollstuhl vom Medizinischen Dienst der Krankenkassen vorerst abgelehnt worden wäre. Ich könnte jedoch ergänzend Berichte oder Gutachten von Ärzten und Therapeuten zur Verfügung stellen, die die Verordnung gegebenenfalls rechtfertigen würden. Also rief ich sofort Yuliyas Physiotherapeuten an, der mir die notwendigen Gründe nannte, damit es zur Bewilligung kommen konnte. Das gab ich im Anschluss an das Telefonat umgehend an die Krankenkasse weiter, die mich wiederum wenig später zurückrief, um mich über die Bewilligung in Kenntnis zu setzen. Nach all der Aufregung hatte ich das Gefühl, dass der Urlaub nun kommen konnte. Und wir waren schneller in Rom, als ich es jemals vermutet hätte.

Die Tage in der Ewigen Stadt waren wunderbar. Unsere Unterkunft – derselben wie vor zwei Jahren – war ein sehr schönes, relativ neues Hotel, etwas abseits vom Trubel gelegen. Nach dem Frühstück nahmen wir ein Taxi, um in die Innenstadt zu gelangen. Das Wetter war die ganze Zeit sehr angenehm und die Zahl der Touristen hielt sich im Rahmen. Wir klapperten sämtliche Sehenswürdigkeiten ab. Angefangen beim Kolosseum, das wir aber nur von außen besichtigten, weil die Schlange davor sehr lang war, über unzählige Plätze, dem Trevi-Brunnen und der Spanischen Treppe verbrachten wir viel Zeit im Vatikan. Die Katakomben und der Petersdom hatten es uns besonders angetan. Man behandelte uns dort mehr als zuvorkommend, wir mussten nirgendwo warten und man hielt uns jede Tür auf. Das war eine Wohltat, denn Rom ist nicht unbedingt behindertengerecht. Beispielsweise passte Yuliyas Rollstuhl in viele Aufzüge nicht hinein. Wer schon einmal in Rom war, weiß, dass es dort unzählige Treppen gibt, eine Herausforderung, die Stadt zu dritt mit Kinderwagen und Rollstuhl zu besichtigen. Auch die sanitären Anlagen waren alles andere als behindertengerecht. Mittags und abends gingen wir immer schön essen. Es war einfach toll, unter Leuten zu sein. So anstrengend die Reise Außenstehenden erscheinen mag, unsere Batterien waren hinterher aufgeladen. Und Lena war unsere kleine Königin. Sie war so unkompliziert und gut drauf. Tagsüber hat sie oft im Wagen geschlafen und überhaupt nicht gejammert. Erst auf dem langen Heimweg nach Deutschland wurde es ihr zum Schluss ein bisschen viel. Meine Mutter ist seit unserem Ausflug ein großer Rom-Fan und möchte unbedingt wieder dorthin. Gefreut hat mich aber vor allem, dass Yuliya sich an vieles erinnern konnte.

BRAUNFELS

Nach unserer Rückkehr aus Rom blieben keine fünf Tage, bis Yuliya die Reha antreten sollte. Für Galina hatte ich rechtzeitig ein Visum beantragt, denn sie sollte sich nach der Zeit in Braunfels auch um meinen Schatz und Lena kümmern. Schließlich kannte sie ihr Enkelkind bislang nur von Fotos und so würde sie dann ausreichend Gelegenheit haben, unsere Kleine zu erleben. Mitte April erreichte uns die schriftliche Benachrichtigung der Krankenkasse, dass der elektrische Stehrollstuhl für Yuliya bewilligt worden war. Daraus gingen auch die Kosten hervor – 23 000 Euro abzüglich 10 Euro Eigenanteil.

Am 18. April lief auf RTL der Beitrag über uns. Der Termin war vorher noch einmal verschoben worden. Alle Menschen, die mir zu dem Zeitpunkt wichtig waren oder in irgendeiner Weise in den »Fall Yuliya Gregan« involviert gewesen waren, wurden von mir im Vorfeld über die Ausstrahlung informiert.

Mein Schatz und ich sahen uns die Sendung zu Hause im Fernsehen an. Das eine oder andere hätte ich zwar gern im Nachhinein anders dargestellt, doch wichtig war, dass unser Schicksal in die Öffentlichkeit kam. Und die Resonanz war unglaublich – alle freuten sich mit und für uns.

Eine Reaktion, vielmehr ein Anruf, hat mich besonders überrascht. Das Engagement des Teams auf der Intensivstation im Krankenhaus Wiesbaden hatte mich sehr beeindruckt, die Menschen dort haben das Maximum für Yuliya getan, wofür ich ihnen unendlich dankbar bin. Als Angehöriger habe ich mich dort aufgehoben gefühlt, soweit das in dieser Extremsituation überhaupt möglich ist. Nach wie vor halte ich den Kontakt zu diesen wunderbaren Ärzten, Schwestern und Pflegern. Am Abend des 18. April rief mich jedenfalls nach der Sendung jene Assistenzärztin an, die bei Yuliya kurz vor Weihnachten während des Nachtdienstes bemerkt hatte, dass mein Schatz reagiert. Ich kam gar nicht zu Wort, so begeistert war sie von dem, was sie im Fernsehen über uns erfahren hatte: »Ich bin überwältigt. Es ist unglaublich, dass Yuliya wieder sprechen kann, ist ein Wunder.« – »Ja, das ist es. Aber ich habe immer gewusst, dass mein Schatz wieder wird. Und ich habe euch ja etwas versprochen«, erinnerte ich sie daran, dass Yuliya und ich Hand in Hand durch die Schleuse auf der Station kommen würden, um uns zu bedanken. Die Ärztin war auch ganz begeistert von unserer kleinen Lena und dass sie gesund geboren wurde. Sie wollte wissen, ob wir etwas dagegen einzuwenden hätten, wenn sie den Fall in einer medizinischen Fachzeitschrift in den USA vorstellen würde. Ich war baff, aber stimmte sofort zu, damit auch anderen Patienten wie Yuliya geholfen werden könnte. Sie bat mich darum, bei unserem nächsten Besuch unbedingt Lena mitzubringen. Und sie betonte, wie mutig sie damals meine Entscheidung fand, das Risiko für ein eventuell behindertes Kind bewusst in Kauf zu nehmen. Was sollte ich darauf antworten? Sicher habe ich mich mit der Entscheidung für Lena sehr, sehr schwergetan, zumal mir niemand dabei raten oder helfen konnte. Doch es war meine Liebe zu Yuliya, die den Ausschlag gegeben hatte.

Yuliya und Lena hatten zu diesem Zeitpunkt jedoch schon einen gewissen Bekanntheitsgrad in medizinischen Kreisen. Dr. Olaf Michaelis hatte nämlich auf den 6. Rhein-Main-Lahn-Tagen den Fall vorgestellt. Die Tagung hatte am 12. und

13. November 2010 stattgefunden – ein knappes Jahr nach Yuliyas Unfall. Ort der Veranstaltung war Frankfurt gewesen, wo mein Schatz am Kopf operiert worden war, um den Hirndruck zu senken.

* * * * *

Kurz nachdem RTL über uns berichtet hatte, ging es für Yuliya also endlich nach Braunfels in die Reha. Gegen die Arbeit der Therapeuten, die bis dahin zu uns nach Hause gekommen waren, gab es nichts einzuwenden, im Gegenteil. Wir waren sehr zufrieden und zu manchen pflegten wir einen freundschaftlichen Kontakt. Der Umfang der Therapien reichte meiner Ansicht nach aber nicht aus. Yuliya musste einfach mehr gefordert werden, man konnte mehr mit ihr arbeiten – was ja auch schon zu einer Reihe kleiner, stetiger Fortschritte geführt hatte. Vor allem erhoffte ich mir von einer größeren Zahl an Therapiestunden, dass dadurch ihr Ehrgeiz noch größer werden würde.

Die Einrichtung in Braunfels zu finden war nicht schwierig, jedoch landeten wir zunächst im falschen Haus. Die Dame am Empfang war sehr nett und entschuldigte sich dafür, dass Yuliyas Zimmer noch nicht fertig hergerichtet sei. Nachdem ich dort die Kaution für den Zimmerschlüssel hinterlegt hatte, begleitete ich meinen Schatz zur Aufnahme. Die Schwester war gerade dabei, Yuliya zu wiegen, als die zuständige Oberärztin dazukam. Nachdem sie sich kurz vorgestellt hatte, sagte sie: »Wir nehmen Yuliya Gregan hier nicht auf.« Ich war perplex: »Sie machen Witze!« – »Nein.« – »Und warum wollen Sie meine Lebensgefährtin nicht bei sich aufnehmen?«, fragte ich nach. »Kann Frau Gregan selbstständig die Toilette aufsuchen?« – »Nein, sie ist dabei auf meine

Hilfe angewiesen.« – »Kann sie allein vom Rollstuhl ins Bett wechseln und umgekehrt?« – »Nein, auch dabei braucht sie meine Unterstützung. Yuliya ist zu hundert Prozent auf mich angewiesen.« – »Es bleibt dabei, wir nehmen Frau Gregan nicht auf.«

Im Gespräch mit der Ärztin stellte sich heraus, dass bei der Anmeldung falsche Angaben zu Yuliyas Bedarf an Unterstützung und Pflege gemacht worden waren. Ihr Bedarf war tatsächlich höher als von der Reha-Einrichtung aufgrund der Unterlagen angenommen. Sie waren von einem höheren Maß an Selbstständigkeit ausgegangen, mein Schatz war aber noch nicht so weit. Für Rehakliniken sind diese Informationen wesentlich, denn danach richtet sich die nötige Pflege und die Therapie der Patienten. Kann jemand wie Yuliya beispielsweise nicht allein das WC aufsuchen oder ist auf Hilfe beim Anziehen oder Essen angewiesen, so erhöht das den Pflegeaufwand. Das beeinflusst natürlich auch die Höhe der Kosten einer stationären Reha-Maßnahme. Das hieß: Die für Yuliya seitens der Einrichtung zu erbringenden Leistungen sollten letztlich teurer werden als ursprünglich angenommen.

Angesichts meiner Fassungslosigkeit und Verzweiflung bot mir die Ärztin an, für Yuliya ein Bett im entsprechenden Pflegebereich zur Verfügung zu stellen, allerdings brauchte sie auch dafür die Zusage zur Kostenübernahme der Krankenkasse.

Mir war unbegreiflich, wie trotz des häufigen Schriftverkehrs dieser Fehler passieren konnte. Yuliyas Fall war der Krankenkasse hinlänglich bekannt, sodass ich mit der Kostenübernahme für die bewilligten vier Wochen Reha fest gerechnet hatte. Ich sagte der Ärztin, dass ich mich sofort mit der Krankenkasse in Verbindung setzen würde. Ich hoffte, die Sache klären zu können, damit wir nicht gleich wieder abreisen müssten. Die Nummer der Krankenkasse hatte ich gespeichert. Nachdem ich dort eine Sachbearbeiterin erreicht hatte, gab ich das Telefon an die Ärztin weiter. Sie diskutierte mit ihr und wurde noch einmal weiterverbunden. Ich erwartete angespannt den Ausgang des Gesprächs. Insgesamt dauerte es zehn Minuten. Das Ergebnis war niederschmetternd: keine Kostenzusage.

Ich nahm Yuliyas Tasche und holte die am Empfang für den Zimmerschlüssel hinterlegte Kaution wieder ab. Auf dem Weg zum Auto sagte ich kein Wort, alle Kraft und Energie schien aus mir gewichen. Ich war so verzweifelt! Wofür der ganze Kampf? Was sollte aus Yuliya werden? Sie brauchte doch die stationäre Reha. Hinzu kam, dass mein Schatz nur bis Mitte Mai Krankengeld erhielt. Der Faktor Zeit spielte also nicht nur hinsichtlich dem Wiedererlernen von Fähigkeiten eine Rolle, sondern auch bei der Kostenfrage. Wie lange kommt jemand für die Leistungen auf? Dieser Aspekt erhöht den Druck, der auf Patienten und ihren Angehörigen lastet, enorm.

Während der Fahrt nach Hause habe ich geheult. Das letzte Mal war ich in den ersten Wochen nach Yuliyas Unfall so aufgelöst gewesen. Wieder nach Hause geschickt zu werden tat mir so unendlich weh, ich kann gar nicht sagen, wie sehr. Nichts hätte ich mir mehr gewünscht, als meinem Schatz diese Erfahrung und so eine Situation wie eben ersparen zu können. Es war furchtbar, ich werde diesen Moment sicher nie vergessen – und Yuliya auch nicht. Verzweifelt bemühte ich mich, ihr das Ganze zu erklären. Ich sprach von einem Fehler, der unterlaufen wäre, und bat sie, sich keine Gedanken zu machen. Immer wieder wollte ich von ihr wissen, ob sie mich verstanden hätte, was sie bejahte.

Ich rief meine Eltern an, die uns dann bei unserer Ankunft bereits erwarteten. Auch sie waren fassungslos und schlossen uns stumm in ihre Arme. »Die wollten mich nicht in der Reha, sie haben mich nach Hause geschickt«, meinte Yuliya zu meinen Eltern. Meinen Schatz muss es wahnsinnig belastet haben und ich hatte in dem Moment das Gefühl, nichts für sie tun zu können.

Vier Tage nach unserer Rückkehr aus Braunfels lag ein Schreiben der Deutschen Rentenversicherung im Briefkasten. Darin wurde uns mitgeteilt, dass sie den Bewilligungsbescheid vom 21. Februar zurücknähmen, wozu wir uns innerhalb der nächsten 14 Tage äußern könnten. Man hätte festgestellt, dass Yuliyas »Erwerbsfähigkeit durch Leistungen zur medizinischen Rehabilitation nicht wesentlich gebessert oder wiederhergestellt werden« könnten. Außerdem riet man uns, sich an die »Krankenkasse zu wenden und prüfen zu lassen, ob von ihr Leistungen erbracht werden könn[t]en.« Der Schriftwechsel, die Genehmigung der stationären Reha in Braunfels und letztlich der Antritt der Maßnahme hatten gut vier Monate in Anspruch genommen. Uns den abschlägigen Bescheid der DRV zukommen zu lassen, nachdem man Yuliya nicht aufgenommen hatte, hat nur vier Tage gedauert. Ist das nicht unglaublich?

* * * * *

Kurz nach dem traumatischen Erlebnis in Braunfels ergab es sich, dass ich mit einem unserer Geschäftsführer ins Gespräch kam. Aufgrund seiner Position wusste Herr Bäcker von Yuliyas Unfall. Wenn sich die Gelegenheit ergab, haben wir immer mal ein paar Worte gewechselt, sodass er einigermaßen auf dem Laufenden war. Als wir uns zufällig wieder trafen, hatte ich Spätdienst. Herr Bäcker erkundigte sich nach Yuliyas Befinden. Ich berichtete ihm davon, wie schwierig es war, die Krankenkasse und die Deutsche Rentenversicherung davon zu überzeugen, dass es mit der stationären medizinischen Reha für sie weitergehen musste. Auch ließ ich nicht unerwähnt, dass das Krankengeld innerhalb des nächsten Monats auslaufen würde und bislang nicht geklärt wäre, ob und von wem die Kosten für mögliche weitere Leistungen getragen werden würden. Herr Bäcker reagierte sehr verständnisvoll und fragte mich, ob ich jemanden hätte, der uns vertritt. Er wüsste von Menschen und Familien in vergleichbaren Situationen, die sich einen Anwalt genommen hätten. Über diese Möglichkeit hatte ich noch gar nicht nachgedacht. Herr Bäcker bot daraufhin an, sich mit unserer Krankenkasse in Verbindung zu setzen. Er wollte vermitteln, denn er hatte den Eindruck, dass die Situation ein wenig verfahren war. Auch wenn es in der Vergangenheit seitens der Krankenkasse zu bedauerlichen und mitunter ärgerlichen Versäumnissen gekommen war, wäre es für einen emotional betroffenen Menschen wie mich nur schwer möglich, sich mit den realen Begebenheiten abzufinden, zum Beispiel dass auch die Krankenkasse an gesetzliche Vorgaben gebunden ist. Herr Bäcker meinte, dass ich in meinem Bemühen, das Bestmögliche für Yuliya zu erreichen, manchmal vielleicht etwas zu massiv aufgetreten sei. Das konnte ich nicht abstreiten. Außerdem würde ich auf ihn einen sehr erschöpften Eindruck machen. Mein Engagement der letzten Zeit hätte mich sicher viel Kraft gekostet. In dieser Verfassung am jetzigen Punkt sei es für jeden schwierig, einen kühlen Kopf zu bewahren und sich weiter einzusetzen.

Ich hielt einen Moment inne und schaute unseren Geschäftsführer nachdenklich an. Bislang hatten wir die verschiedensten Formen der Unterstützung erfahren, was uns den Druck mal mehr, mal weniger genommen und zu einer Verbesserung von Yuliyas Verfassung und Situation geführt hatte. Ich vertraute Herrn Bäcker, da ich ihn immer als sehr verantwortungsbewusst, kompetent und umgänglich erlebt hatte.

Er forderte mich auf, mir sein Angebot in Ruhe durch den Kopf gehen zu lassen. Er sei gern bereit, sich als neutrale Person einzubringen. Denn das, was uns widerfahren sei, wäre ihm sehr nahegegangen und er würde uns gern helfen.

Über seinen Vorschlag musste ich nicht groß nachdenken, sondern ging sofort darauf ein. Am Abend sprach ich mit meiner Familie darüber, insbesondere meine Mutter fand das Angebot sehr großzügig und sehr sinnvoll. Wenige Tage später bedankte ich mich auch in Yuliyas Namen bei Herrn Bäcker für sein Engagement. Und schon nach kurzer Zeit teilte er mir mit, dass er sich mit dem Vorstand der Krankenkasse getroffen hatte. In meiner Verzweiflung muss ich doch das eine oder andere Mal übers Ziel hinausgeschossen sein, was wohl zu Irritationen geführt hatte. Dennoch wäre man für die Einberufung eines runden Tisches sehr offen, da Yuliyas Schicksal bei den Mitarbeitern der Krankenkasse große Betroffenheit ausgelöst hätte und man bereit wäre, alles Mögliche für sie zu tun. Anfang Mai hatten wir dann den zweiten Termin beim Neurologen in Idstein. Den ausgedruckten Entlassungsbericht der Reha Bad Camberg hatte ich diesmal dabei. Der Eindruck, den der Arzt auf mich machte, war anfangs sehr positiv. Doch irritierte mich zunehmend, dass er während unseres Gesprächs nahezu ausschließlich mit mir redete. Ich hätte mir gewünscht, dass er sich meinen Schatz genau anschaut, schließlich waren wir zum ersten Mal bei ihm und ich hoffte auf eine vertrauensvolle, gute Betreuung.

Neben Logopädie sollte er Yuliya auch Medikamente gegen die Spastiken verordnen. Mich erstaunte dabei, dass er die Dosis erhöhen wollte, um den Muskeltonus zu lockern. Grundsätzlich spricht nichts dagegen, allerdings machen diese Mittel sehr müde. Außerdem kannte der Arzt Yuliya noch gar nicht, sodass ich diese Entscheidung fraglich fand, zumal die Höhe des Wirkstoffs bislang vollkommen ausgereicht hatte. Nun denn, ich nahm das erst mal so hin und fuhr mit meinem Schatz wieder nach Hause.

Dort angekommen, griff ich zum Telefon, um mit der Logopädin Termine zu vereinbaren. »Ist auf dem Rezept Hausbesuch angekreuzt?«, fragte sie mich. »Nein, ist es nicht.« – »Wurde eine Dauer von 45 Minuten verordnet?«, wollte sie als Nächstes wissen. »Nein, 60 Minuten.« – »Das ist schlecht, wir rechnen in Dreiviertelstunden ab. Könntest du euren Arzt bitten, 45 Minuten zu verschreiben?« Ich versprach ihr, mich gleich darum zu kümmern. Also setzte ich mich wieder ins Auto und fuhr nach Idstein in die Praxis. Unterwegs hatte ich die Idee, dass man Yuliya zweimal 45 Minuten verordnen könnte, da sie in der Reha auch mehrmals pro Woche Logopädie gehabt hatte. Zunächst sprach ich mit der Arzthelferin, die dann den Neurologen hinzurief. Das Kreuz bei Hausbesuch wurde gemacht, doch mehr als einmal Logopädie in der Woche wurde nicht für sinnvoll erachtet – Frau Gregan sei mit zweimal 45 Minuten überfordert. Ich widersprach: »Meine Partnerin hatte in Bad Camberg aber viermal in der Woche Logopädie in Einzel- und Gruppentherapie. Ich glaube nicht, dass der vorgeschlagene Umfang zu viel für sie ist. Und das, was ich in den letzten Wochen gemacht habe, war auch im Rahmen des Möglichen.« Doch da gab es kein Verhandeln, es blieb bei einer Stunde à 60 Minuten. Dann erfragte ich den nächsten Termin, der am 3. August sein sollte.

»Wie bitte? Das ist ja noch Monate hin. Wissen Sie was, Sie brauchen uns gar nicht eintragen. Wir kommen nicht mehr.« Etwas anderes fiel mir in dem Moment nicht ein, wobei ich vollkommen ruhig blieb. Vielleicht besänftigte mich der Gedanke an unseren Hausarzt, der uns in der Zwischenzeit die Rezepte für die Medikamente ausgestellt hatte, auf die Yuliya angewiesen war, und uns bislang immer unterstützt hatte.

ES TUT SICH MEHR

Lenas ersten Geburtstag am 28. Mai feierten wir bei uns zu Hause. Gekommen waren natürlich meine Eltern, mein Bruder Sven, meine Oma Rosi sowie Torsten und Martina. Oma Rosi hatte einen Zitronenkuchen und meine Mutter einen Fanta-Kuchen gebacken. Außerdem hatten wir beim Konditor eine Torte mit einer Kerze bestellt. Die Sonne schien und es war angenehm warm, sodass wir die tags zuvor fertiggestellte Terrasse nutzen konnten. Auch Yuliya genoss es sehr, alle um sich zu haben. In der ersten Juniwoche wurde dann endlich der elektrische Stehrollstuhl geliefert. Und man teilte uns mit, dass die Verantwortlichen der Markus-Lanz-Redaktion unseren Termin zur Aufzeichnung in Hamburg verschieben wollten. Begründet wurde dies mit den aktuellen Ereignissen und der Nachrichtenlage, Stichwort EHEC. Aufgrund der Sommerpause würde man auch nur bis Ende des Monats aufzeichnen und man hoffe, einen neuen Termin ab Mitte August zu finden. Das erschien mir sehr weit weg und ich wollte nicht so lange warten. Yuliya machte permanent Fortschritte und außerdem war mir wichtig, dass sich gesellschaftlich so schnell wie möglich etwas änderte. Und dafür braucht es ein Forum, Aufmerksamkeit, damit endlich gehandelt wird. Der Draht zu Florian Holtkamp in der Lanz-Redaktion war gut und ich konnte ihn letztlich doch dafür gewinnen, es bei dem ursprünglich vereinbarten Termin, den 29. Juni, zu belassen.

Zu Beginn der zweiten Juniwoche holten Yuliya und ich Galina vom Flughafen ab. Mein Schatz hatte sich schon sehr darauf gefreut. Galina staunte, wie schön unser Haus geworden war. Zur Begrüßung waren auch meine Eltern, Torsten sowie Martina und natürlich meine Oma Rosi gekommen – und Yuliyas Freundin Natalie. Überglücklich schloss Galina ihre Tochter immer wieder in die Arme. Seit ihrer Abreise waren gut einenviertel Jahre vergangen. Auch wenn die beiden regelmäßig miteinander telefoniert und wir Fotos geschickt hatten, so war Galina ihre Erleichterung angesichts Yuliyas guter Verfassung deutlich anzumerken.

Galina und Lena verstanden sich auf Anhieb. Unsere Tochter war aber auch ein ausgesprochen unkompliziertes Mädchen, ganz selten, dass sie mal irgendjemandem gegenüber fremdelte. Yuliyas Mutter hatte einen Lehrberuf im Bereich Mathematik oder Naturwissenschaften, irgendetwas in der Richtung. Schon bevor sie wieder nach Deutschland kam, hatte ich mir gewünscht beziehungsweise gehofft, dass sie mit Yuliya üben würde – Russisch, Rechnen, Lesen und Schreiben. Das machte sie dann auch, und wie. Sie gab sich richtig große Mühe mit meinem Schatz. Auch wenn ich kein Wort Russisch verstand, war mir klar, was für eine strenge und unnachgiebige Lehrerin sie war. Doch es war gut, Yuliya machte in der Zeit, als Galina bei uns war, weiterhin Fortschritte. Außerdem kam zu meinem Schatz seit Mai einmal die Woche die Logopädin. Yuliya war zunehmend besser zu verstehen und ich war froh, dass nun auch in dieser Hinsicht weitere positive Entwicklungen zu verzeichnen waren.

Bevor es Ende des Monats nach Hamburg zur Aufzeichnung gehen sollte, galt es, einen anderen Termin wahrzunehmen. Der von Herrn Bäcker angeregte runde Tisch war für den Vormittag des 17. Juni anberaumt worden. Schon Tage vorher hatte ich angefangen, Unterlagen zusammenzustellen. Neben Berichten und ärztlichen sowie therapeutischen Gutachten sollten Fotos und Filmaufnahmen belegen, dass Yuliya von Anfang an Fortschritte gemacht hatte und dass noch viele weitere zu erwarten wären – die entsprechende Förderung, sprich stationäre medizinische Reha vorausgesetzt. Zu Präsentationszwecken hatte ich den Tablet-PC, den ich meinem Schatz zu Weihnachten geschenkt hatte, vorgesehen. Auch Herr Bäcker hatte mit mir ein vorbereitendes Gespräch in der Firma geführt, wobei er mir riet, mich so diplomatisch wie möglich zu verhalten. Im Vorfeld war ja unter anderem der Vorwurf erhoben worden, ich wäre in meinem Bemühen, für Yuliya die bestmögliche Therapie zu erreichen, sehr energisch gewesen.

Mit Yuliya machte ich mich nach dem Frühstück also auf den Weg nach Wiesbaden. Ich hatte ihr etwas Hübsches angezogen, das Haar schön frisiert, die Perlenohrringe angesteckt und Galina hatte ihr sogar ein leichtes Make-up aufgelegt. Mein Vater sollte ebenfalls bei dem Treffen sein, er brachte Lena mit und kam mit seinem eigenen Wagen, da er mittags eines weiteren Termins wegen pünktlich aufbrechen musste. Meine Mutter hatte mir am Vorabend noch mal gut zugeredet und Galina uns dreien beim Abschied viel Erfolg gewünscht. Ich hatte großen Respekt vor dem runden Tisch, denn die Aussprache mit den Vertretern der Krankenkasse war eine große Chance, von der sehr viel abhing. Sie leichtfertig durch Unbedachtheit, eine ungeschickte Argumentation oder Nachlässigkeit zu vergeben, hätte ich mir nie verziehen. Nicht weniger als Yuliyas Zukunft, die unserer kleinen Familie stand auf dem Spiel.

In Wiesbaden waren wir die Ersten, die eintrafen. Gemeinsam mit meinem Vater gingen wir in den Konferenzraum, wo der Tisch bereits eingedeckt war. Nach und nach kamen die anderen Gesprächsteilnehmer: Herr Bäcker, Herr Kraft – der

Ressortleiter der Bank, in der Yuliya gearbeitet hatte –, die Leiterin der für uns zuständigen Abteilung der Krankenkasse sowie die Vorständin und ein neutraler Neurologe, den die Krankenkasse hinzugezogen hatte und der über unseren Fall bereits unterrichtet worden war. Hannah Schlothmann war auch eingeladen, war aber leider verhindert. Ich hätte sie gern an meiner Seite gehabt. Die Moderation übernahm die Vorständin, da sie zugleich die Gastgeberin war.

Als ich an der Reihe war, meine Sicht der Dinge darzulegen, reichte ich den Tablet-PC herum, damit sich alle die Aufnahmen aus der Zeit vor dem Unfall anschauen konnten. Sämtliche Teilnehmer sollten sehen, was für eine tolle Frau mein Schatz gewesen war, als wie aussichts- und hoffnungslos ihre Verfassung allgemein eingeschätzt worden war und welche Fortschritte sie gemacht hatte. Anschließend stand ich auf, um gemeinsam mit Yuliya zu demonstrieren, wie gut sie ihren Arm inzwischen wieder bewegen konnte. Sie wurde auch persönlich vom bestellten neutralen Neurologen befragt. Davon, dass wir eine gesunde Tochter bekommen hatten, die sich normal entwickelte, konnte sich jeder live überzeugen. Abschließend gab auch noch mein Vater die Ereignisse der letzten einenhalb Jahre aus seiner Sicht wieder und teilte auf Wunsch seine Einschätzung mit, was von meinem Schatz eventuell an Fortschritten noch zu erwarten sei.

Natürlich nutzte ich auch die Gelegenheit, um einerseits auf die Versäumnisse der Krankenkasse einzugehen, wofür man sich in der Runde mehrfach entschuldigte. Sie ist meiner Ansicht nach nicht nur dazu verpflichtet, für die bestmögliche Versorgung der Versicherten zu sorgen, sondern diese auch zu informieren – beispielsweise über die Möglichkeit, sich von der Rezeptgebühr befreien zu lassen, worauf ich in dem Zusammenhang auch zu sprechen kam. Andererseits versuchte ich die Anwesenden für unsere Situation zu sensibilisieren. So beschrieb ich anschaulich die aus meiner Sicht nicht nachvollziehbaren Hürden und die viele Kraft, die deren Überwindung bislang gekostet hatte.

Gefreut habe ich mich, als der anwesende Neurologe bestätigte, dass Patienten wie Yuliya gewisse Dinge nur in einem bestimmten Zeitraum wiedererlernen können. Damit gab man mir recht, dass eine möglichst frühe intensive Förderung enorm wichtig ist, um Menschen zu mobilisieren, damit sie wieder voll am Leben teilhaben können. Gleichzeitig nahm man mich in gewisser Weise auch in die Pflicht: Ein Neurologe wäre unabdingbar, damit Yuliya das, was sie braucht, auch verordnet werden konnte. Daraufhin kam ich auf meine Erfahrungen diesbezüglich zu sprechen. Ich erwähnte auch die unnötig langen Wartezeiten, worin man mir beipflichtete. Man sagte mir daraufhin zu, Beginn der kommenden Woche für die Zuweisung eines entsprechenden Facharztes zu sorgen.

Einen großen Teil der Zeit sprachen wir über weitere stationäre Reha-Maßnahmen. Vor dem Treffen hatte ich mich auf die Suche nach führenden Einrichtungen mit neurologischem Schwerpunkt gemacht. Dabei war ich auf eine Klinik in Heidelberg gestoßen, zu der ich bereits im Mai Kontakt aufgenommen hatte. Ihren guten Ruf bestätigte der Arzt in der Runde, was die Abteilungsleiterin nicht davon abhielt, meinen Wunsch, Yuliya dort unterzubringen, zu hinterfragen. Kritisch sah sie die große Entfernung zu unserem Wohnort, denn mein Schatz könnte Heimweh nach Lena entwickeln.

Das Gespräch dauerte gut eineinhalb Stunden, Herr Bäcker hatte dabei immer wieder meinen Blick gesucht. Auf die Weise gab er mir zu verstehen, wenn ich Gefahr lief, die sachliche

Ebene zu verlassen. Am Ende hatte ich ein gutes Gefühl, was vor allem daran lag, dass ich die Auseinandersetzung als einvernehmlich und konstruktiv empfunden hatte. Ich war das losgeworden, was mir wichtig gewesen war, wobei ich den Eindruck hatte, dass man mir zugehört und mich verstanden hatte. Außerdem schienen die Beteiligten ein echtes Interesse daran zu haben, in Zukunft besser zu kooperieren. Von nun an sollte die Abteilungsleiterin auch meine einzige Ansprechpartnerin sein, worin ich eine große Hilfe sah.

Nachdem ich mich von allen verabschiedet und bei Herrn Bäcker bedankt hatte, fuhr ich voller Hoffnung mit Yuliya und Lena nach Hause. Dort angekommen, merkte ich, wie die Anspannung langsam nachließ. Auch wenn man mir nichts versprochen hatte, so war ich doch sehr zuversichtlich, dass sich die Zusammenarbeit mit der Krankenkasse in Zukunft reibungsloser und zielführender gestalten würde.

Meiner Erwartung wurde jedoch nicht rundum entsprochen. So dauerte es über eine Woche, bis man uns einen Neurologen zugewiesen hatte. Die Wahl fiel auf Peter Metzelder, ein Glücksfall, wie sich sehr bald herausstellen sollte. Bei ihm hatte ich sofort das Gefühl, dass er unsere Situation und die Tragweite der Veränderung, die enorme Belastung und den Stress nachempfinden konnte. Ihn als einen Mitstreiter an unserer Seite zu wissen, tat sehr gut und nahm mir teilweise den Druck. Hinzu kam, dass wir mit ihm von Anbeginn an einen Fürsprecher für die Bewilligung weiterer stationärer Reha-Maßnahmen hatten. Dafür empfahl Peter Metzelder auch die von mir favorisierte Heidelberger Klinik.

Verhältnismäßig schnell wurde hingegen der Antrag auf Rezeptbefreiung bewilligt. In dem Schreiben, worin man uns darüber informierte, war zwar Yuliyas Versichertennummer, jedoch mein Name angegeben. Es sind Kleinigkeiten, ich weiß. Nachdem es aber teilweise Monate gedauert hatte, bis ein verschriebenes Gerät geliefert worden war und man meinen Schatz aufgrund falscher Angaben in Braunfels nach Hause schicken musste, fällt es schwer, darüber hinwegzusehen. Darf man nicht irgendwann davon ausgehen, dass man in unserem Fall besondere Sorgfalt walten lässt?

* * * * *

Ich kam nur noch selten dazu, Sport zu treiben. Damit hatte ich mich abgefunden, weil Yuliya und ihr Weiterkommen einfach Priorität haben. Aber ich bin davon überzeugt, dass ich schon wieder zu meinem Ausgleich kommen werde, denn mein Schatz wird wieder. Der Sommer 2011 weckte jedoch Erinnerungen an das Vorjahr und meine Teilnahme am Ironman in Frankfurt. Dass ich nicht durchs Ziel gekommen war, nagte ein wenig an mir. Yuliyas Fortschritte ließen schließlich den Entschluss in mir reifen, mich für den Ironman 2012 anzumelden. Dann werde ich den Wettkampf beenden, so viel ist sicher, denn mein Schatz wird diejenige sein, die am Rand der Strecke steht, mich anfeuert und im Ziel ihre Arme um mich schließt.

Am 29. Juni, meinem Geburtstag, machten wir uns frühmorgens auf den Weg nach Hamburg – Yuliya, ihre Mutter Galina, Lena und ich. Was das Reisen inzwischen erheblich erleichterte, war der Umstand, dass mein Schatz nicht mehr inkontinent war. Dass ich das geschafft hatte, darauf war ich mächtig stolz. Für Yuliya wirkte sich das positiv auf ihr Selbstbewusstsein aus. Eine verlernte Fähigkeit hatte sich wieder eingestellt, damit einher gingen Autonomie und vor allem Würde. Ich kann gar nicht sagen, was an dem Tag größer war, die Vorfreude auf den Auftritt oder die damit verbundene Aufregung – wahrscheinlich beides. Entsprechend zügig war ich unterwegs. Auf der A 7 bei Hannover wunderte ich mich über ein Fahrzeug, das uns erst dicht auffuhr, dann aber überholte. »Komischer Typ, was will der von mir?«, dachte ich noch, da sah ich auch schon die Kelle: »Bitte halten.« So ein Ärger, erst im Monat zuvor war ich geblitzt worden. Ich fuhr rechts ran, stieg aus dem Wagen und ging auf die Beamten zu. Nach dem üblichen Prozedere erklärte ich ihnen, wohin wir unterwegs waren und dass Yuliya einen schweren Unfall gehabt hatte. »Ach je, wir erwischen aber auch immer die Falschen«, kommentierte einer der beiden trocken. Sie entschuldigten sich dann fast und wünschten uns eine gute Weiterfahrt.

In Hamburg hatte die Produktionsfirma von Markus Lanz für uns vier ein schönes Hotel gebucht. Galina teilte mit Lena ein Zimmer. Ursprünglich war geplant gewesen, dass Yuliya mit in der Runde bei Markus Lanz sitzt. Anschließend zog man in Erwägung, sie im Publikum zu platzieren. Beides wurde jedoch verworfen, da sie einfach noch nicht so weit war und man sie nicht vorführen wollte. Ich war einverstanden, wobei ich hervorheben möchte, dass mir zu keinem Zeitpunkt in den Sinn gekommen ist, meinen Schatz anderen Menschen vorzuenthalten. Außerdem sollten ja auch die Aufnahmen, die von uns dreien zu Hause entstanden sind, und die Fotos aus der Zeit vor dem Unfall eingeblendet werden. Die Zuschauer würden also einen guten Eindruck von Yuliya und ein umfassendes Bild unserer Geschichte bekommen.

Galina blieb mit unserer Lena den Abend über im Hotel und Yuliya kam mit zum ZDF. In der Maske traf ich dann die Schauspielerin Ruth-Maria Kubitschek, die auch eingeladen war. »Wir kennen uns«, sprach sie mich an. »Nein, wir haben uns bislang noch nicht gesehen. Ich weiß aber, wer Sie sind. « Welch Zufall, einer ihrer Filme – sie spielt darin an der Seite von Dieter Hallervorden – war der Anlass gewesen, der Yuliya Anfang März letzten Jahres in der Reha Bad Camberg zu ihrem ersten, kehligen Lachen veranlasst hatte. Nie werde ich vergessen, wie mein Schatz und ich im Bett lagen und uns die Komödie anschauten. Yuliya musste sogar bei einer Szene lachen, die ein Verstehen der Situation voraussetzte. Ich wusste gar nicht, wie mir geschah, als neben mir plötzlich ein tiefes Hahaha ertönte, das ihren ganzen Oberkörper beben ließ.

Ich sollte an dem Abend in der Sendung als Letzter zu Wort kommen. Außer uns war noch Dr. Fischer mit seiner Frau angereist. Er sollte ebenfalls mit in der Runde sitzen. Ausführlicher tauschte ich mich mit Florian Holtkamp vor der Aufzeichnung aus. Er ging kurz den groben Ablauf mit mir durch und legte dar, worauf es ihnen in dem Gespräch inhaltlich ankommen würde. Ich sollte mir aber keine Gedanken machen, es würde kein Anlass bestehen, nervös zu werden. Auch Markus Lanz stieß kurz zu uns Gästen, um sich vorzustellen. Trotz meiner Aufregung fühlte ich mich insgesamt recht wohl. Und los ging es auch schon.

Während ich mit dem Moderator sprach, kam auch Dr. Fischer zu Wort. Er war der Experte, der die medizinischen Aspekte von Yuliyas Fall sehr eingängig darlegte, sodass auch Laien verstehen konnten, warum das Leben meines Schatzes so bedroht gewesen war. Seine Ausführungen werden maßgeblich dazu beigetragen haben, dass die Schwere der von mir allein zu treffenden Entscheidung – Kind ja oder nein? – allen bewusst geworden ist. Ich glaube, am Ende war wirklich allen Zuschauern klar, was Yuliyas Fall so besonders machte. Noch während ich sprach, spürte ich, dass mir alle gebannt zuhörten. Aus dem Augenwinkel nahm ich auch wahr, dass unsere Geschichte auch die neben mir sitzende Verbraucherschutzministerin Ilse Aigner sehr bewegte. Markus Lanz kam unter anderem darauf zu sprechen, dass ich Yuliya vor Lenas Geburt unerlaubterweise mit Essen vom Griechen und Italiener versorgt hatte. Die neuerliche Schilderung des Zufütterns entlockte auch Dr. Fischer ein Lächeln, obwohl er das sicher zu keinem Zeitpunkt gutgeheißen hat.

Nach der Aufzeichnung bat mich Frau Aigner beim Verlassen des Studios, ihr noch einmal den genauen Hergang der Ereignisse zusammenzufassen. Sie wollte auch, dass ich ihr die Hürden, die Yuliya und mir beim Kampf um ihre vollständige Rückkehr ins Leben in den Weg gestellt wurden, genau benenne. Am Ende unserer kurzen Unterredung bedankte ich mich bei ihr für ihr Interesse. Anschließend begab ich mich zu Yuliya, die mit Dr. Fischer und dessen Frau sprach. Für den weiteren Abend stand ein ZDF-Fest an, mit dem die Sommerpause eingeleitet wurde. Sämtliche Mitarbeiter der Redaktion und wir Gäste waren ebenfalls eingeladen. Ich sah darin eine Chance, noch andere Kontakte zu knüpfen und unsere Geschichte weiter publik zu machen. Man weiß ja nie, wen man wo kennenlernt und was sich daraus möglicherweise ergibt.

Die Party fand in einem dem Studio gegenüberliegenden Gebäude statt. Zur Feier des Tages trank ich ein Bier. Ich konnte mich nicht daran erinnern, wann ich das zuletzt gemacht hatte. Überhaupt fiel es mir schwer, mich zu entsinnen, wann Yuliya und ich das letzte Mal zusammen ausgegangen waren. Es war schön, denn es hatte etwas von Normalität und tat uns beiden gut, auch wenn wir relativ früh die Feier verließen. Der Tag hatte für uns zeitig begonnen, war ereignisreich und aufregend gewesen. Nicht zuletzt aufgrund der Medikamente wurde Yuliya immer noch früh müde. Die Verabschiedung von Florian war herzlich und wir vereinbarten, in Kontakt zu bleiben.

Mittlerweile hatte es angefangen zu regnen. Auf dem Parkplatz begegnete uns noch mal Frau Aigner, der wir ebenfalls Tschüss sagten. Als sie weg war, ärgerte ich mich, dass ich sie nicht noch gefragt habe, ob sie uns helfen könne. »Bist du glücklich?«, fragte ich meinen Schatz im Auto. »Ja, und müde.«

Am nächsten Morgen frühstückten wir noch ausgiebig im Hotel. Die Rückfahrt dauerte ewig, wegen der vielen Baustellen bildeten sich ständig Staus. Keine Ahnung, wie lange wir letztlich gebraucht haben. Unmittelbar nachdem wir zur Haustür hereingekommen waren, klingelte mein Telefon. Es war Florian, der Mitarbeiter aus der Lanz-Redaktion. Er hatte gute Nachrichten für uns. Ganz freudig erzählte er mir, dass Frau Aigner ihn angerufen und um unsere Kontaktdaten gebeten hatte. Er habe sie ihr gegeben, unser Einverständnis vorausgesetzt. Dagegen konnte ich nun wirklich keine Einwände haben. Angeblich wollte sich die Ministerin wegen unseres Falls mit ihrem Kollegen Bahr in Verbindung setzen.

Ich war ganz aus dem Häuschen. Nach diesem Telefonat hatte ich das Gefühl, dass doch noch alles gut werden würde. Yuliya übersetzte ihrer Mutter die gute Nachricht, und auch ihr war die Freude darüber deutlich anzumerken. Und meine Eltern erst – als ich meinem Vater davon erzählte, meinte er nur: »Miguel, du bist manchmal eine ganz schöne Nervensäge. Doch du hast bis jetzt alles richtig gemacht und wir stehen weiterhin voll hinter dir.«

Ausgestrahlt werden sollte die Markus-Lanz-Sendung in der ersten Juliwoche. Da der Termin um wenige Tage verschoben wurde, wurde vorher noch auf SAT.1 im Frühstücksfernsehen über uns berichtet. Auch hier gab es wieder viele begeisterte und positive Reaktionen. Dass wir in den Medien vorkamen, ermöglichte Menschen, mit denen wir nur in sporadischem Kontakt gestanden hatten, an unserem Leben teilzuhaben und den aktuellen Stand zu erfahren. Ich begrüßte wirklich jede Presseanfrage und sämtliche Zeichen von Interesse an unserem Schicksal, jedoch hatte ich mich am meisten über den Anruf der Markus-Lanz-Redaktion gefreut. Ausgestrahlt wurde die Sendung dann am 6. Juli, die wir uns alle zusammen bei uns im Wohnzimmer anschauten.

Ehrlich gesagt war doch alles sehr, sehr aufregend gewesen. Mit Medienvertretern war ich bislang nicht in Berührung gekommen. Ich hatte null Erfahrung, mich in der Öffentlichkeit zu einem Thema zu äußern. Natürlich konnte ich das, was wir durch und seit Yuliyas Unfall erlebt hatten, genauestens wiedergeben. Doch ich wollte mit meiner Medienpräsenz ja auch gesellschaftlich etwas erreichen. Deshalb gab ich mir Mühe, möglichst gut und überzeugend rüberkommen. Mein Ziel war, Zuschauer und Zuhörer für meine Sache zu begeistern und im besten Falle Mitstreiter zu gewinnen. Und wenn man Glück hat, sind es welche mit Einfluss. Vor meinem Auftritt bei Markus Lanz rieten mir alle, mich so zu geben, wie ich bin. Ich sollte das, was wir erlebt haben, so wiedergeben, wie ich es ihnen auch erzählt hatte. Alle waren sich sicher, dass unsere Geschichte für sich spricht. Und wie sich zeigte, sollten sie recht behalten. Denn etwa 14 Tage später erhielt ich einen Anruf aus Berlin. Am Apparat war der Büroleiter des Bundesgesundheitsministers Daniel Bahr. Unglaublich, niemals hätte ich damit gerechnet, dass mich jemals jemand von der Regierung anrufen würde. Frau Aigner hatte also Wort gehalten und offensichtlich die Verantwortlichen dazu bewegen können, zumindest in Erwägung zu ziehen, uns zu helfen. Der Mitarbeiter des Ministers bat mich, ihm noch mal genauestens unsere Geschichte zu erzählen. Das tat ich natürlich gern. Dann wollte er noch von mir wissen, bei welcher Krankenkasse Yuliya versichert sei. Dass es sich dabei um eine Betriebskrankenkasse handelte, hatte er fast befürchtet, denn die fiele leider nicht in ihren Zuständigkeitsbereich. Er versprach dennoch zu versuchen, ob er etwas für uns ausrichten könne. Allzu große Hoffnungen sollte ich mir aber nicht machen. Ich sagte ihm, dass allein sein Versuch für mich ein Zeichen großer Wertschätzung sei, und bedankte mich für sein Engagement.

Dieser Anruf war jedoch nicht das einzige freudige Ereignis. Am 29. Juli hat mein Vater Geburtstag, den wir im Garten meiner Eltern feierten. Gekommen war die Familie, Freunde und Bekannte waren für den Samstag darauf eingeladen. Nachdem wir auf der Terrasse Kaffee getrunken hatten, hielten wir uns in der Nähe der Gartenhütte auf. Diese beiden Plätze sind durch einen gepflasterten Weg miteinander verbunden. Irgendwann wollte Lena nicht mehr an meiner Hand laufen, sondern rannte auf einmal auf meinen Vater zu. Er breitete freudig seine Arme aus und rief: »Venga, ven aquí!« – »Guck mal, wie die Kleine läuft!«, rief auch meine Oma Rosi. Ich hatte zwar insgeheim gehofft, dass mein Schatz und unsere Tochter zur selben Zeit anfangen würden zu laufen, aber dem war leider nicht so.

* * * * *

Aufgrund einer Sonderbewilligung – die ich auf den runden Tisch und meine Hartnäckigkeit zurückführte – erhielt Yuliya im August mehr ambulante Therapie. Bis dahin waren ihr Physiotherapie zweimal in der Woche à 20 Minuten sowie zweimal 45 Minuten Ergotherapie verordnet worden. Die

Zahl der Stunden war jeweils verdoppelt worden, was ich sehr begrüßte. Der uns vermittelte Neurologe erwies sich als ausgezeichnet.

Doch die größte Überraschung war Anfang August der Anruf der Krankenkasse, dass die stationäre medizinische Reha-Maßnahme in Heidelberg genehmigt worden wäre. Wie sehr hatte ich darauf gehofft, dass sich auch hier mein Dranbleiben und das Treffen am 17. Juni mit allen Beteiligten gelohnt hatten. Meine Ansprechpartnerin ließ mich wissen, dass sie ganz schön dafür gekämpft hatten. Der MDK wäre nämlich der Auffassung gewesen, dass Yuliya so gute Fortschritte zu Hause mache, dass sie keine stationäre Reha mehr bräuchte. Ich bedankte mich für den Einsatz, denn mir war inzwischen klar geworden, dass eine Krankenkasse nicht frei entscheiden kann und ihr häufiger, als ihr lieb ist, die Hände gebunden sind. Darüber, dass ich aber Teilzeit arbeite – wodurch ich einen ziemlichen Gehaltsverlust habe –, um mich an zwei Tagen in der Woche um alles kümmern zu können, und somit weniger einzahle, ist sich der MDK wohl nicht bewusst. Diese Bemerkung verkniff ich mir. Denn jeder, der sich einigermaßen mit unserem Gesundheitssystem auskennt – weil er ihm angehört oder so wie wir dazu gezwungen ist –, weiß, wie der Hase läuft. Doch ich kann jedem sagen, dass es sich lohnt zu kämpfen und alles zu geben – solange sich in unserem Land nicht grundlegend etwas ändert.

Jedenfalls lebten wir nun auf den Beginn der Reha-Maßnahme hin. Stichtag war der 23. August, ein Montag. Galina würde bis dahin wieder in der Ukraine sein, weil dann ihr Visum abgelaufen war. Ein bisschen schade war, dass sie an Yuliyas Geburtstag nicht dabei sein würde. Unabhängig davon, dass am runden Tisch die Entfernung zwischen unserem Wohnort und der Reha-Einrichtung kritisch thematisiert worden war, sprachen wir auch zu Hause häufig darüber. Ich war mir bewusst, dass meine täglichen Fahrten nach Heidelberg viel Zeit in Anspruch nehmen würden. Meine freien Tage wollte ich bei Yuliya verbringen, und Montag, Dienstag und Donnerstag wollte ich nach dem Früh- beziehungsweise Spätdienst nach Heidelberg fahren. Die Wochenenden würde mein Schatz mit uns verbringen. Das bedeutete, ich würde sie samstags abholen und sonntags wieder hinbringen. Lieber wäre mir gewesen, wenn sie schon freitags nach Hause gekonnt hätte. Sport würde ich noch weniger machen können, außerdem hatte ich vor, mit der Arbeit am Buch zu beginnen. Auch meine Eltern würden Yuliya regelmäßig mit Lena besuchen, damit die inzwischen gute Beziehung zwischen Mutter und Tochter bestehen blieb.

Die Klinik hat einen sehr guten Ruf. Außerdem hatte unser Hausarzt mit anderen Patienten, die dort schon untergebracht gewesen waren, gute Erfahrungen gemacht. So nahmen wir alle den relativ weiten Anfahrtsweg und dass nicht rund um die Uhr jemand bei Yuliya sein könnte – wie es ein Jahr zuvor in Bad Camberg möglich gewesen war – in Kauf. Es sollte mit ihr weitergehen, die Chance war gekommen.

HEIDELBERG

Am 23. August nahm ich mir frei und brachte Yuliya nach Heidelberg. Der Abschied von Lena und meinen Eltern fiel nicht so schwer, denn wir freuten uns beide auf das, was vor uns lag. Die Sonne schien und wir kamen auf der Autobahn gut voran. Auch die Heidelberger Klinik lag ein Stück außerhalb der Stadt. Die letzten fünf Kilometer ging es bergauf durch Wald und von oben hatte man einen großartigen Blick auf die malerische Umgebung. Bei guter Sicht kann man übers Rheintal hinweg die Ausläufer der Pfalz und des Rheinhessischen sehen.

Für Yuliya war ein Zimmer in der ersten Etage vorgesehen, wo dann auch die Aufnahme durch die diensthabende Stationsärztin erfolgte. Ich erklärte ihr genau, worauf zu achten war, und wies besonders daraufhin, dass mein Schatz am Morgen Joghurt oder ein ähnliches Milchprodukt erhalten sollte, dies wäre wichtig für ihre Darmtätigkeit. Trotz der vorliegenden Unterlagen, also der Berichte unseres Hausarztes, des Neurologen und der Therapeuten beschrieb ich noch mal genau, was Yuliya alles konnte und bei welchen Verrichtungen sie auf Unterstützung angewiesen war. Abschließend formulierte ich noch meine Erwartungen an die Reha-Maßnahmen. Sie waren hoch, auch wenn mir inzwischen klar war, dass Yuliya im Anschluss dennoch nicht würde laufen können – gezaubert wird bei Harry Potter, was ich der Ärztin auch so sagte. Wissen wollte ich von ihr, wie lang eine Therapiesitzung dauern würde. »Das kommt darauf an, ob jemand privat oder gesetzlich versichert ist. Bei Privatpatienten beträgt eine Therapieeinheit 45 Minuten, bei gesetzlich Versicherten 30 Minuten.« – Das Leben eines Privatversicherten ist also um 50 Prozent wertvoller als das eines gesetzlich Versicherten, rechnete ich nach.

Das Zimmer war schon fast bezugsfertig, als mein Schatz kurzfristig auf die Station zwei Stockwerke höher verlegt wurde. Ein Notfall sei hereingekommen und im ursprünglich für Yuliya vorgesehenen Zimmer befände sich das einzige Beatmungsgerät der Klinik. Dort oben seien zwar eigentlich die Privatpatienten untergebracht, doch man mache eine Ausnahme. Gut, für uns war das überhaupt kein Problem. Die Unterlagen überließen wir der Ärztin und begaben uns auf die angegebene Station, wo uns die Stationsschwester das Zimmer zeigte. Es verfügte über ein geräumiges Bad. Ich räumte Yuliyas Sachen ein und da für den Tag noch keine Therapien vorgesehen waren, machten wir einen Rundgang durch die Einrichtung und erkundeten das dazugehörige Gelände. Hinter dem neueren Gebäudetrakt, in dem mein Schatz untergebracht war, befand sich eine Terrasse, auf der sich bei gutem Wetter immer viele Patienten mit ihrem Besuch aufhielten. Von dort hat man auch diesen wunderschönen Blick ins Tal. Yuliyas Zimmer ging übrigens in dieselbe Richtung und hatte einen großen Balkon. Auf dem Rückweg holten wir ihren Therapieplan ab. Gemeinsam aßen wir noch zu Abend und dann machte ich meinen Schatz bettfertig. »Fühlst du dich gut?« – »Ja, Miguel.« – »Bist du froh, dass es weitergeht?« – »Ja, sehr«. Glücklich schloss ich Yuliya in meine Arme. »Dann streng dich an. Du bist hier in einer der besten Kliniken und ich glaube, dass die Ärzte und Therapeuten sehr kompetent sind. Du hast schon so viel geschafft und es geht noch mehr. Davon bin ich überzeugt.« – »Das mache ich, ich verspreche es dir.« – »Alles klar, das

will ich hören. Und – ich liebe dich.« – »Ich dich auch.«
Ich wünschte Yuliya noch eine gute Nacht, versprach ihr, sie
am nächsten Morgen anzurufen, und fuhr mit einem guten
Gefühl nach Hause.

In dieser Woche hatte ich Frühdienst, das hieß, wenn ich
auf der Autobahn gut durchkam, war ich gegen 16.30 Uhr,
17 Uhr bei Yuliya. Als ich am zweiten Tag in ihr Zimmer
kam, fiel mein Blick als Erstes auf eine Bettpfanne. »Yuliya,
was macht die Bettpfanne hier?«, fragte ich ungläubig. »Die
Schwester hat mich heute Nacht da draufgesetzt.« Dabei
hatte ich bei der Aufnahme explizit darauf hingewiesen, was
Yuliya schon alles konnte und wobei sie auf Hilfe angewiesen war. Ich verließ ihr Zimmer, um mich nach der diensthabenden Schwester umzusehen. Ihr stellte ich mich dann vor.
Ich sagte ihr, wie wichtig es mir sei, dass Yuliya weiterhin
die Toilette benutzte. Sie hatte ihre Kontinenz inzwischen
gut im Griff und es wäre schade, sollte sie wieder verlernen,
was sie an Fähigkeiten zurückgewonnen habe. Die Schwester
versprach mir, es weiterzugeben. Letztendlich wurde Yuliya
mindestens fünf Mal auf die Bettpfanne gesetzt, aber nie kam
auch nur ein Tropfen Urin.

Yuliya hatte manchmal auch samstags Therapie, so auch
an ihrem ersten Wochenende in Heidelberg. Angesetzt war
13.30 Uhr. Ich war schon um 13 Uhr in der Klinik und wollte zusehen, weil es mich interessierte, was mit ihr gemacht
würde. Um kurz nach halb zwei war noch kein Therapeut in
Sicht. Bislang hatte ich erlebt, dass sie meist etwas früher kamen, um die vorgesehene Zeit auch voll zu nutzen. Um 13.45
Uhr klingelte ich nach der Schwester, die auch gleich erschien,
aber einräumte, nichts machen zu können. Eine halbe Stunde
später warteten wir ohne Nachricht immer noch, sodass wir
dann nach Hause aufbrachen.

Meinen Ärger über den Therapieausfall schluckte ich runter, denn mein Schatz hatte an dem Wochenende Geburtstag. Diesmal schenkte ich ihr einen Gutschein über ein verlängertes Wochenende in einem Luxushotel. Vor Yuliyas Unfall sind wir ja viel und meist spontan verreist. Ich hatte mich für Luxemburg entschieden, was ich schon kannte und was mir sehr gefallen hatte. Mein Schatz war noch nie dort gewesen und es ist nicht so weit entfernt von uns, was ebenfalls für die Wahl sprach. Sie freute sich riesig. Wie im Vorjahr kamen meine Eltern, meine Oma Rosi, Martina und Torsten sowie mein Bruder mit seinen beiden Kindern. Das Wetter war traumhaft, nachdem der Sommer bis dahin eine große Enttäuschung gewesen war. Bis ich Yuliya am Abend nach Heidelberg zurückbrachte, hielten wir uns die ganze Zeit in unserem Garten auf.

In der Woche darauf hatte ich Spätdienst. Am Montag telefonierte ich morgens um 8 Uhr mit Yuliya. Irgendwann sagte sie mir, dass sie zur Toilette müsse, woraufhin ich ihr riet, gleich nach der Schwester zu klingeln. Auch wenn sie so weit ihre Kontinenz gut unter Kontrolle hat, kann Yuliya nicht länger als zehn Minuten warten, bis man ihr hilft, eine Toilette aufzusuchen. Ich wartete sozusagen mit ihr. Besagte zehn Minuten waren bereits um und ich wusste, dass es langsam kritisch wurde. Meinem Schatz wollte ich ersparen, unter sich zu machen, und lenkte sie ab. Es dauerte 15 Minuten, bis jemand bei ihr war. Zum Glück ging alles gut. Doch am nächsten Morgen setzte man Yuliya wieder auf die Bettpfanne.

Ich muss dazusagen, dass es bei Yuliya in der Anfangszeit häufig zu Fehlalarm kam, was ihren Stuhlgang anging. Sie war sehr aufgeregt, weil das gesamte Umfeld – Abläufe, Ärzte, Therapeuten, Pflegepersonal etc. – neu für sie war. Darüber hinaus war der Umgang in der Heidelberger Rehaklinik anders als in der Einrichtung Bad Camberg. Yuliya hatte großen Respekt und fühlte sich nicht ganz so wohl dort. Ich vermute auch, dass die zwischen Patienten und Fach- sowie Pflegekräften gewahrte Distanz sie einschüchterte. Außerdem hatte man ihr nicht wie erbeten morgens einen Joghurt gegeben, was sich ebenfalls verlangsamend auf ihre Darmtätigkeit auswirkte. Sobald mein Schatz also das Gefühl hatte, auf die Toilette zu müssen, klingelte sie, damit ihr jemand half. Sie wollte eben vermeiden, dass sprichwörtlich etwas in die Hose ging, was den Aufwand fürs Pflegepersonal unnötig erhöht. Doch in dem Fall bedeuteten die Fehlalarme auch einen Mehraufwand, das ist klar. In die Hose ging die ersten zwei Wochen anderes, und das jeden Tag, weil es einfach zu lang dauerte, bis jemand kam, um Yuliya zu helfen. Sie hat sich dadurch erniedrigt gefühlt, zumal sie ihre Kontinenz über gut zwei Monate im Griff gehabt hatte. Ich war sehr verärgert, denn wir hatten hart dafür gearbeitet. Nachdem ich schon mehrfach das Gespräch gesucht hatte, sprach ich in der dritten Woche mit der Stationsärztin, so konnte es aus meiner Sicht nicht weitergehen. Ich sah den Therapieerfolg gefährdet, und ich hatte doch so dafür gekämpft, dass Yuliya stationäre Leistungen in Heidelberg erhielt und weiterkam.

Das Gespräch mit der Ärztin war nach meinem Eindruck gut verlaufen. Worauf es mir ankam, schien sie zu verstehen. Und es änderte sich auch tatsächlich etwas – keine Bettpfanne mehr, kaum noch In-die-Hose-Machen. Ich war erleichtert und zuversichtlich.

Noch in der gleichen Woche rief mich jedoch eine Kollegin der Stationsärztin an, da diese sich in Urlaub befand. Als deren Vertretung teilte sie mir mit, dass sie den Antrag auf Verlängerung der Reha-Maßnahmen für Yuliya gestellt hätten. Ich sei doch hoffentlich damit einverstanden. Dem stimmte ich natürlich direkt zu. Zugleich machte sie mich darauf aufmerksam, dass es eine weitere Verlängerung nicht geben würde, da dies die bisher zu verzeichnenden Fortschritte nicht rechtfertigen würden. Daraufhin berichtete ich ihr, dass Yuliya am Vorabend darum gebeten hatte, allein ins Bett zu gehen. Ich hatte sehr gestaunt, wie sie ohne mein Zutun vom Rollstuhl aufs Bett gewechselt war und es geschafft hatte, ihr rechtes gelähmtes Bein mit eigener Kraft hochzuziehen. Dennoch beharrte die Ärztin, dass die Fortschritte als zu klein erachtet würden und sie daher fürchten müssten, mit dem Medizinischen Dienst der Krankenkassen Ärger zu bekommen, wenn sie eine neuerliche Verlängerung um zwei Wochen beantragen sollten.

Was blieb mir anderes übrig, als diese Entscheidung zunächst hinzunehmen? Ich dachte mir nur: »Lasst die nächsten zwei Wochen mal rumgehen, dann sehen wir weiter.«

Noch am gleichen Tag fiel wieder eine Therapiestunde aus. Und als ich Yuliya am nächsten Vormittag anrief und fragte, was sie gerade machte, sagte sie mir, dass sie sich langweilen würde. »Hast du nicht gleich Therapie?« – »Nein, die ist ausgefallen.« Das bedeutete, Yuliya war um 8 Uhr fertig gemacht worden und saß dann bis zur nächsten Therapie um 14 Uhr allein in ihrem Zimmer. Womit sollte sie sich beschäftigen? Auf einem Bord an der Wand stand ein Fernseher von etwa 15 Zoll, der meinem Schatz jedoch nichts nützte, da sie schlecht sieht.

Doch das Maß erreicht wurde am nächsten Tag. Als ich in Yuliyas Zimmer kam, lag sie blutend am Boden. »Oh nein, was ist passiert?«, rief ich entsetzt. »Ich liege hier seit einer Stunde. Ich wollte die Jalousie runtermachen, weil mich die Sonne geblendet hat. Dabei bin ich gefallen.«

Ich klingelte umgehend nach der Schwester. Bei ihrem Sturz hatte sich Yuliya eine Platzwunde am Hinterkopf zugezogen, die geklebt werden musste. Ich kritisiere nicht, dass man nicht alle fünf Minuten nach Yuliya geschaut hat, aber man hätte darauf achten sollen, dass der Schalter, mit dem man die Jalousie betätigt, auch für einen Rollstuhlfahrer zu erreichen ist. Von dem Tag an war ich jedenfalls immer in größter Unruhe und Sorge, wenn ich meinen Schatz telefonisch nicht gleich erreichte.

Drei Tage später setzte man Yuliya nachts wieder auf die Bettpfanne, am folgenden Tag fiel neben Physio- auch noch die Ergotherapie aus. Am nächsten Tag erzählte sie mir, dass sie nun Mittel für eine bessere Darmtätigkeit bekäme – auf die sie allerdings mit Milchprodukten noch nie angewiesen gewesen war. Und wieder einen Tag später erfuhr ich, dass sie aufgrund einer Harnwegsinfektion ein Antibiotikum einnahm. Doch das war noch nicht alles. Zwei Tage später rief ich Yuliya morgens an, es war 9 Uhr und sie lag immer noch im Bett – ohne meine Zustimmung hatte man ihr am Vorabend ein Schlafmittel verabreicht. Das war noch nie erforderlich gewesen und ich war darüber unglaublich sauer und enttäuscht, weil Yuliyas Antrieb, sich weiter zu verbessern, dadurch bestimmt nicht gefördert wurde.

Sicher, es hat eine Weile gedauert, bis Yuliya und die Klinik zueinanderfanden. Ich habe dort erfahren, dass die Versorgung und Betreuung von Patienten auch eine Frage der Personaldichte ist. So soll es in Heidelberg vorgekommen sein, dass nachts eine Pflegekraft allein über 22 Betten wachen musste. Hinzu kommt, dass der bürokratische Aufwand wie im gesamten Gesundheitsbereich enorm zugenommen hat. Ein Mitarbeiter der Reha in Heidelberg sagte mir, dass sich das Verhältnis verkehrt habe: Früher kümmerte man sich

70 Prozent der Zeit um die Patienten und 30 Prozent um das Schreiben von Berichten etc. Erwähnenswert finde ich in diesem Zusammenhang, dass man Yuliya in Braunfels wegen der zu erwartenden Mehrkosten aufgrund des Pflegeaufwands nach Hause geschickt hatte. In Heidelberg hingegen war die Kostenfrage geklärt, die Pflege erfolgte aber nicht im angemessenen Maß.

Zu meiner Verärgerung gesellte sich zunehmend Enttäuschung. So frage ich mich, ob es nicht möglich ist, Patienten in einer Gruppentherapie zusammenzubringen, die auf einem ähnlichen Level und in der Lage sind, mit anderen zu kommunizieren. Austausch, Begegnung ist so wichtig. Yuliya wäre nie ins Leben zurückgekehrt, wären ich und mein Vater nicht so oft bei ihr gewesen. Und sie hätte nie diese Fortschritte gemacht, hätten meine Familie, Natalie und ich uns nicht so um sie gekümmert. All das regt die Menschen an, es verkürzt die Wartezeiten und beugt Langeweile vor.

An Positivem in die Zeit in Heidelberg fiel der Erhalt von Yuliyas erster E-Mail am 8. September. Ich rief sie gleich an: »Hey Schatz, was für eine schöne Überraschung! Vielen, vielen Dank, ich schreibe dir gleich zurück.« Das Tolle daran war, dass sie sich von sich aus an den Laptop, den ich ihr mitgebracht hatte, gesetzt, eine UMTS-Verbindung aufgebaut und meine Mailadresse rausgesucht hat, um mir zu schreiben. »Gesunde« Menschen wie wir verschicken teilweise Hunderte E-Mails und andere Nachrichten am Tag, doch für Yuliya war es ein Riesenschritt. Die Länge der Mail oder enthaltene Fehler sind da absolut nebensächlich. Mein Schatz ging dann auch dazu über, ihren Freundinnen und Arbeitskollegen zu schreiben. Ich gab vielen ihre Mailadresse, denn bei mir war vor Antritt der Reha ein bisschen der Eindruck entstanden, dass sie etwas vernachlässigt wurde – nicht von allen, aber der eine oder die andere hatte Yuliya nicht mehr so auf dem Schirm. Abnehmendem Interesse konnte man aber jetzt vorbeugen, indem man sich per Mail austauschte.

Ebenso erfreulich waren Yuliyas Reaktionen auf Besuche von Lena. Und natürlich die Freude und Unbefangenheit, mit der sich unsere Kleine auf ihre Mutter stürzte. Doch das wurde nicht von allen begrüßt. An einem Nachmittag hatte Yuliya auf dem Flur vor ihrem Zimmer auf meine Eltern und Lena gewartet. Zeit hatte sie ja ausreichend. Als unsere Tochter sie erblickte, rannte sie vor Freude kreischend auf Yuliya zu, woraufhin sich ein anderer Patient über den Lärm beschwerte. Vielleicht fehlte ihm jemand wie Lena, ich fand das irgendwie auch bezeichnend.

Heitere Momente gab es dennoch auch. Eines Nachmittags kam ich zu Yuliya und auf dem Tisch stand eine Schale Obstsalat. »Habe ich für dich gemacht«, begrüßte sie mich. »Oh toll, großartig, darauf freue ich mich seit Jahren!«, machte ich mich ein wenig über sie lustig. Yuliya hatte vormittags eine Gruppentherapie gehabt, bei der es um das Verrichten alltäglicher Dinge ging. An dem Tag war es sehr warm gewesen und der Obstsalat hatte über mehrere Stunden in der Sonne gestanden, war also nicht mehr ganz frisch. Doch mächtig stolz war ich trotzdem.

Besser, vor allem weicher war Yuliyas rechter, gelähmter Arm nach ihrem Aufenthalt in Heidelberg. Der dafür zuständige Ergotherapeut hat gut mit ihr gearbeitet und mit dem Physiotherapeuten war ich besonders zufrieden. Bei ihm hatte ich von Anfang an den Eindruck, dass er einen sehr guten Job machte.

Dennoch waren wir alle froh, als es für Yuliya am 11. Oktober nach Hause gehen sollte. Begründet wurde ihre Entlassung mit angeblich zu kleinen Forstschritten und ihrer Antriebslosigkeit, sie würde nicht wie erwartet mitmachen. Die führte man auf ihr Heimweh nach Lena zurück. Der Punkt war ja auch am runden Tisch diskutiert worden, doch mir gegenüber hat Yuliya stets verneint, unsere Kleine zu vermissen. Unglücklich war sie in Heidelberg, ja, aber das lag an anderem. Und überhaupt, was machen Schlafmittel? Sie wirken sich kaum positiv auf die Motivation aus, zumal Yuliya ohnehin schon Medikamente nehmen muss, die unter anderem auch müde machen.

Für mich war die Fahrerei nach Heidelberg irgendwann doch auch zur Belastung geworden, zumal ich immer weniger das Gefühl hatte, dass sich der Aufenthalt dort für Yuliya lohnte. Der Spagat, den ich in dieser Zeit jeden Tag machte, war enorm und ging zusehends an die Substanz. Das merkte ich vor allem daran, dass ich dünnhäutiger und leichter angreifbar wurde. So kannten mich beispielsweise meine Kollegen als Menschen, der immer entspannt ist und einen lockeren Spruch auf den Lippen hat. Ich kam immer noch mit allen sehr gut aus, doch ich erreichte schnell eine Grenze, von der ich bis dahin gar nicht gewusst hatte, dass es sie gibt.

Ich erinnere mich an eine Situation, in der ich fast die Kontrolle verlor. Es war der Montag nach dem Wochenende, als man Yuliya die Schlaftablette gegeben hatte. Ein Kollege wies mich auf ein – belangloses – Versäumnis meinerseits hin. Ich war sofort auf 180 und habe ihn regelrecht zusammengefaltet, obwohl er im Recht war, was ich wusste. Als wir fertig diskutiert hatten, ging ich erst mal ins Lager, wo ich in Tränen ausbrach. Ich bin wirklich nicht nah am Wasser gebaut und eigentlich kann nichts mir meinen Optimismus austreiben. Nachdem ich mich beruhigt hatte, ging ich gleich zu meinem Kollegen und entschuldigte mich für mein Verhalten. Das, was passiert war, war mir sehr unangenehm. Dabei räumte ich ein, dass ich nicht mehr so belastbar wäre wie früher. Ich denke, dass ich auch in die Offensive ging, um mich zu schützen. Dieser ewige Kampf und der Stress haben mich so müde gemacht, sie hinterlassen Spuren und haben mich schon auch etwas verändert. Doch diesen Preis zahle ich gerne, solange mein Schatz weiter Fortschritte macht. Und das tut sie.

Wie geht es weiter?

Den 3. Oktober nutzten wir, um das verlängerte Wochenende in Luxemburg zu verbringen. Den Zeitpunkt fand ich gut gewählt – zum einen war das Wetter traumhaft spätsommerlich warm, zum anderen wollten wir uns etwas Gutes tun, nachdem es zu besagten Zwischenfällen in Heidelberg gekommen war. Ich hatte ein Hotel der Extraklasse gewählt, das behindertengerecht ausgestattet war. Es sollte uns an nichts fehlen. Wir erkundeten die Stadt bis in den letzten Winkel, gingen gut essen und nutzten den Montag dafür, Yuliya etwas Nettes zum Anziehen zu kaufen.

Noch bevor mein Schatz in Heidelberg entlassen wurde, überlegte ich mir, wie es weitergehen könnte. Fest stand, dass die ambulanten Therapien – Physio, Logo und Ergo – wieder aufgenommen werden würden. Auch wenn die kognitiven und intellektuellen Fähigkeiten meines Schatzes nie mehr an das Niveau von vor dem Unfall heranreichen würden, sollten sie dennoch weiter gefördert werden. Galina hatte den Sommer über viel mit meinem Schatz geübt, so kam ich auf die Idee, eine schon im Ruhestand befindliche Lehrerin zu engagieren. Darüber sprach ich mit Martina, der Frau meines Onkels. Sie wusste jemanden und wollte sich gleich darum kümmern. Die Lehrerin sollte mit Yuliya Deutsch, Mathe und Geschichte lernen. Allgemeinwissen finde ich wichtig, und so waren wir irgendwann in Heidelberg dazu übergegangen, jeden Tag »Wer wird Millionär?« zu spielen. Mein Schatz war schlau und sie hatte inzwischen realisiert, welche Verluste sie erlitten hat und dass es nicht mehr so werden würde wie früher. Einmal sagte sie zu mir: »Miguel, ich möchte, dass es schneller geht«, woraufhin ich entgegnete: »Wir haben schon so viel geschafft, der schwerste Teil der Strecke liegt hinter dir. Hab Geduld und arbeite weiter wie bisher.« Ein paar Monate zuvor war mein Schatz noch bescheidener gewesen. Als ich von ihr wissen wollte, ob es ihr nichts ausmachen würde, im Rollstuhl zu sitzen, erwiderte sie: »Ich lebe.«

Die Klinik in Heidelberg erstellte einen Bericht, den man uns bei Yuliyas Entlassung aushändigte. Man sagte uns, dass der Physiotherapeut seine Ausführungen noch ergänzen würde, er hätte dazu aufgrund seiner hohen Auslastung noch keine Zeit gehabt. In diesem Zusammenhang bat ich, auch Yuliyas Sturz, den Therapieausfall sowie die Gabe von Schlafmittel zu erwähnen. Auf den aktualisierten Bericht warten wir übrigens noch heute, doch das nur am Rande. Schon beim ersten genaueren Lesen war mir klar, dass der Bericht keine gute Grundlage sein würde, um die Krankenkasse beziehungsweise den Medizinischen Dienst der Krankenkassen davon zu überzeugen, dass eine weitere stationäre Behandlung meines Schatzes zielführend und somit angezeigt wäre – obwohl dadurch anschließend die Kosten für die ambulante Therapie mittelfristig reduziert werden könnten, worauf unser Hausarzt bereits im Juli hingewiesen hatte, als es um die Bewilligung der Reha-Maßnahmen in Heidelberg ging. Doch wie konnte ich das erreichen? Nachdem Yuliya in Heidelberg entlassen worden war, kam mir in den Sinn, dass sie in Bad Camberg – wo sie sich ja sehr wohlgefühlt hatte – ambulant weiter therapiert werden könnte. Ich rief bei der Krankenkasse an und fragte, ob sie die Kosten dafür übernehmen würde. Die Reaktion war negativ, was mich dazu veranlasste, alle Zweifler jetzt erst recht von Yuliyas Fortschritten überzeugen zu wollen und Yuliya selber in

Bad Camberg zur ambulanten Behandlung anzumelden. Die Fähigkeiten, die sie in der Zeit dort zurückerlangen würde, würden eine stationäre Unterbringung rechtfertigen.

Bis es so weit war, kümmerte sich außer mir meine Mutter um Yuliya. An den Tagen, an denen ich regulär arbeitete, kam sie morgens zu uns. Außerdem kümmerte sie sich um die anfallende Hausarbeit. Wie schon Galina übte sie nun mit Yuliya lesen, schreiben und rechnen, wenn Lena schlief. Meine Mutter, damals seit einem guten halben Jahr nicht mehr berufstätig, meint, sie habe noch nie in ihrem Leben so viel gearbeitet wie 2011. Neben unserem hatte sie ja auch noch ihren eigenen Haushalt.

Irgendwann erzählte mir meine Mutter in Yuliyas Beisein, was sie tagsüber zu ihr gesagt habe: »Dagmar, das Wasser in der Blumenvase muss gewechselt werden«, woraufhin sie meinem Schatz erwidert hätte, das könne sie selber machen. Mit ihrem Rollstuhl sei sie mobil, außerdem habe sie eine voll funktionsfähige Hand, die andere könne sie bereits unterstützend einsetzen. »Als Erstes leerst du das Wasser aus, dann füllst du frisches hinein.« Nachdem mein Schatz das gemacht hatte, hätte meine Mutter zu ihr gesagt: »Guck mal, Yuliya, wie ich die Fronten der Küche putze. Ich mache das mit einer Hand. Du bekommst demnächst von mir ein Fensterleder in die Hand gedrückt und dann machst du das.« – »Ja, mache ich.« Ich fand es gut, wie meine Mutter auf Yuliya einging und zugleich wusste, wie sie Yuliya mehr fordern und in den Alltag einbinden konnte. Wenige Tage später sagte mein Schatz, sie würde nach dem Essen den Tisch abräumen. »Ist gut. Du nimmst die kleinen Teile, ich bringe Töpfe und Schüsseln in die Küche.« – »So machen wir es«, hätte Yuliya ihr geantwortet. »Und wenn du schon dabei bist, kannst du die Sachen gleich in die Geschirrspülmaschine räumen.« – »Ja.« – »Wir müssen mehr üben, Yuliya, es gibt Menschen im Rollstuhl, denen es viel schlechter geht als dir.«

Im Herbst bekamen wir Besuch – große Ehre – von zwei Ärzten aus der Wiesbadener Klinik, Olaf Michaelis und Mona Schumann. Die Wiedersehensfreude war groß und ihre Begeisterung darüber, was Yuliya alles konnte, übertraf meine Erwartungen. Sie blieben gut zwei Stunden und ich erzählte, was sich bei uns in den letzten Monaten so zugetragen hatte. Ich berichtete auch, dass ich vorhatte, meinen Schatz teilstationär in der Reha-Einrichtung Bad Camberg unterzubringen. Dafür würde ich privat aufkommen. Auch der Draht zu Ärzten und Pflegern dort war nach wie vor sehr gut. Anne, mit der uns viel verbindet, hatte sich sogar mal einen Tag freigenommen, um mit Yuliya etwas zu unternehmen.

* * * * *

In der zweiten Novemberwoche erhielt ich ein Schreiben der Deutschen Rentenversicherung Bund, in dem uns mitgeteilt wurde, dass Leistungen zur medizinischen Rehabilitation für Yuliya nicht erbracht werden könnten. Die Prüfung unseres Antrags hätte ergeben, dass die Leistungsfähigkeit meines Schatzes zwar stark gemindert sei, man jedoch nicht erwarte, dass ihre Erwerbsfähigkeit durch Reha-Maßnahmen »wesentlich gebessert oder wiederhergestellt werden« könnte. Weiter teilte man uns mit, dass man verpflichtet sei, den »Antrag auf Leistungen zur medizinischen Rehabilitation als Antrag auf Rente anzusehen«, auch wenn keiner gestellt worden sei. Um Yuliyas Rente bewilligen zu können, müssten »neben dem Vorliegen von verminderter Erwerbsfähigkeit auch die im Gesetz geforderten versicherungsrechtlichen

Voraussetzungen erfüllt sein«. Abschließend bat man uns, zusätzlich zum vorliegenden Antrag beiliegende Vordrucke auszufüllen, um den Rentenanspruch weiter prüfen und entscheiden zu können.

Der Erhalt der Unterlagen überraschte mich, da ich für Yuliya bereits Rente beantragt hatte, was zuhächst abgelehnt worden war, dem wir widersprochen hatten. Dieser Vorgang war dem Absender offensichtlich nicht bekannt, weshalb man mich wieder einmal aufforderte, einen Stapel von Formularen auszufüllen. Das überforderte mich, da ich gerade alles daransetzte, dass Yuliya weiter Fortschritte machte. Ignorieren konnte ich das Ganze auch nicht, woraufhin ich mit dem Sozialverband VdK einen Termin vereinbarte, um die gewünschten Angaben zu erteilen, denn mir war klar, dass ich es allein nicht hinbekommen würde. Meine Mutter wollte ich damit nicht schon wieder behelligen, außerdem befürchtete ich, die auferlegte Frist von vier Wochen nicht einhalten zu können.

Meine Ansprechpartnerin beim VdK – mittlerweile war Mitte Dezember – sah sich außerstande, mir beim Ausfüllen der Unterlagen behilflich zu sein, und riet mir, mich an die Deutsche Rentenversicherung Bund zu wenden. Einen Tag später rief ich dort auch an. Das Telefonat war sehr nett, doch verwies man mich weiter an die Deutsche Rentenversicherung Hessen mit Sitz in Wiesbaden. Nachdem ich der entsprechenden Sachbearbeiterin erzählt hatte, dass ich Hilfe bei den Angaben der gewünschten Informationen bräuchte, stellte sie mich zu einem Kollegen in Fulda durch, der mich wiederum mit einem Sachbearbeiter in Idstein verband. Der bat darum, mich zurückzurufen, da er sich kundig machen wollte, um mir umfassend Auskunft geben zu können. In unserem zweiten Telefonat musste er jedoch leider passen, da offensichtlich nicht nachzuvollziehen war, warum man mir die Unterlagen ein weiteres Mal hatte zukommen lassen. Er empfahl, die Sache vorerst auf sich beruhen zu lassen.

Der 16. November, der Tag des Unfalls, jährte sich nun zum zweiten Mal. Es mag Erstaunen hervorrufen, wenn ich sage, dass es für mich fast ein Datum wie jedes andere ist. Ich denke positiv und ich verglich den Stand von diesem Jahr mit dem des Vorjahres. Damals war mein Schatz noch in der Reha Bad Camberg. In ihrer Mobilität war Yuliya noch sehr eingeschränkt, mitteilen konnte sie sich schon gut, doch Unterhaltungen, wie wir sie jetzt führen, waren noch nicht möglich. Und daran, dass sie sich im Haushalt einbringt, war noch gar nicht zu denken. Die ambulante therapeutische Behandlung in Bad Camberg ließ sich gut an. Ursprünglich hatte ich sogar vorgehabt, Yuliya dort teilstationär unterzubringen. Da sie jedoch meist am frühen Nachmittag ihr Programm absolviert hatte, brauchte mein Schatz nicht zwingend ein Zimmer dort, das sie am Wochenende ohnehin nicht nutzte. Es hätte für mich nur ein Mehr an Kosten bedeutet. Die ersten Behandlungserfolge stellten sich schnell ein, Yuliya waren die Klinik und die Therapeuten noch sehr vertraut. Wartezeiten überbrückte mein Schatz mit Besuchen auf der Station, auf der sie die ersten neun Monate untergebracht gewesen war. Anne rief mich sogar einmal an, um mir ihre Begeisterung über Yuliyas Fortschritte mitzuteilen. Manchmal klingelte Yuliya auch einfach nur kurz durch, um mir zu sagen, dass sie mich liebt, oder um zu erzählen, wie der Vormittag bislang verlaufen war. Je nachdem, wie ich arbeiten musste, sprach ich mit meinem Vater ab, wer von uns beiden sie in die Reha brachte oder abholte. Parallel ging es mit den Therapien, die von der Krankenkasse getragen wurden, weiter.

Nach etwa drei Wochen ließ ich mir von einer Physiotherapeutin der Einrichtung Bad Camberg einen Bericht ausstellen. Daraus ging Yuliyas gutes motorisches Potenzial, mit dem dringend zeitnah weitergearbeitet werden sollte, hervor. Zudem war davon die Rede, dass eine weiterführende intensive ambulante Therapie dringend erforderlich sei, damit die motorischen Fähigkeiten weiter ausgebaut werden könnten. Zur Untermauerung hatte meine Mutter gefilmt, wie mein Schatz mit meiner Hilfe läuft. In den Aufnahmen ist zu sehen, wie Yuliya mit ihrem Stock in der linken Hand geht, wobei ich sie seitlich stütze, da sie noch kein Gleichgewicht und aufgrund der Spastiken im rechten Bein Probleme hat, den entsprechenden Fuß vorzusetzen. Die Bewegung erfolgte bislang aus der Hüfte. Beides nahm ich mit zum Neurologen, der eine nervenärztliche Bescheinigung ausstellte, wonach »[...] eine Weiterführung der begonnenen Behandlung mit Krankengymnastik und Ergotherapie in der Neurologischen Rehabilitationsklinik Bad Camberg zulasten der Krankenkasse dringend notwendig« sei.

Für Ende des Monats – Yuliya war schon in der vierten Woche in der Bad Camberger Einrichtung – vereinbarte ich voller Zuversicht mit der Krankenkasse einen Termin, um über ihre weitere ambulante Behandlung dort zu sprechen. Nachdem ich das Schreiben vorgelegt und den Film gezeigt hatte, wurde die Bitte umgehend abgelehnt mit der Begründung, die gewünschten Leistungen wären zu kostenintensiv und aus der Bescheinigung des Neurologen würde nicht hervorgehen, worum es mir ginge. Daraufhin wiederholte ich die Forderung des Neurologen, die dieser noch einmal genau so für die Krankenkasse formulieren sollte. Meine Ansprechpartner dort stellten einfach infrage, dass mir der Arzt genau das schreiben würde. Darüber konnte ich nur lachen und ich gab ihnen zu verstehen, dass er derselben Auffassung wäre wie ich, dass die Fortführung der ambulanten Reha zulasten der Krankenkasse angezeigt wäre. Im weiteren Verlauf entspann sich eine längere Diskussion, in der ich sagte, dass der MDK nur dafür da wäre, Gelder einzusparen, was nicht weiter kommentiert wurde.

Am nächsten Tag fuhr ich zu unserem Hausarzt, dem ich ebenfalls den Film zeigte. Seiner Einschätzung nach würden Yuliyas Fortschritte die Maßnahmen rechtfertigen, was er in einem entsprechenden Schreiben an die Krankenkasse begründete. Dabei räumte er mir gegenüber ein, dass er anfangs sehr skeptisch gewesen war und geglaubt hatte, dass schon viel erreicht wäre, wenn sie ihren Zustand halten würde. Dass Yuliya so weit gekommen sei, läge an meinem Einsatz. Die hohe Belastung würde man mir deutlich ansehen und ich sollte auch mal wieder an mich denken. Woraufhin ich erwiderte, dass nach meinem Ermessen für Menschen wie Yuliya in diesem Land noch viel zu wenig getan würde. Oft hätte ich das Gefühl, gegen Windmühlen zu kämpfen. Er gab zu, dass auch ihm manchmal die Hände gebunden seien. Es gehöre viel Goodwill dazu, den auch die Krankenkasse bereits bewiesen hätte. So wäre beispielsweise die Sonderbewilligung vom letzten Sommer nicht selbstverständlich gewesen.

Das ließ ich so stehen, denn mich interessierte seine Prognose, das, was seiner Einschätzung nach noch von Yuliya zu erwarten wäre.

Einen Tag später suchte ich den Neurologen auf und schilderte ihm das Gespräch bei der Krankenkasse. Meiner Bitte, eine weitere nervenärztliche Bescheinigung an die Krankenkasse aufzusetzen, kam er umgehend nach. Darin heißt es nun: »[...] Infolgedessen ist eine ambulante, tägliche Weiterführung der begonnenen Behandlung mit Krankengymnastik und Ergotherapie in der Neurologischen Rehabilitationsklinik Bad Camberg zulasten der Krankenkasse für mindestens 6 Monate dringend notwendig. Bei insgesamt günstiger Prognose besteht so die Möglichkeit, die Pflegebedürftigkeit von Frau Gregan deutlich zu reduzieren.« Beide Schreiben brachte ich persönlich bei der Krankenkasse vorbei. Ich bin gespannt, wie es weitergeht, und werde mich weiterhin darum bemühen, dass es mit meinem Schatz aufwärtsgeht – koste es, was es wolle, denn ihre Verfassung und das, was sie wiedererlernt hat, sind der beste Beweis dafür, dass es sich lohnt, Betroffene bei ihrer Rückkehr ins Leben so gut wie möglich zu unterstützen.

* * * * *

Seit Anfang Dezember geht unsere Tochter Lena im Nachbarort in die Kita, wo sie sich sehr wohlfühlt. Unter der Woche schläft sie nach wie vor bei meinen Eltern, die sie uns Freitagabend bringen. Die Freude, zu uns zu kommen, ist immens. Der Samstag – unser Schlafzimmer befindet sich im Erdgeschoss, das Kinderzimmer ist ein Stockwerk höher – beginnt zwischen 8 und 8.30 Uhr mit einem lauten »Mama, Mama, Mama«. Lena ist wach. Ich gehe die knarrende Holztreppe nach oben. Bei diesem Geräusch fängt Lena vor Freude an zu lachen. Ich öffne die Tür zu ihrem Zimmer und unsere Tochter strahlt mich an, sie zeigt mir ihre Bärchen und ich begrüße sie mit einem Kuss auf die Stirn. Dann wird die Windel gewechselt und wir wecken gemeinsam Yuliya. Dann wird noch eine halbe Stunde getobt, bevor ich meinen Schatz aus dem Bett hole. Am Wochenende wird immer ausgiebig gefrühstückt. Zu dritt geht es dann ins Bad. Lena ist die ganze Zeit dabei, sodass es manchmal etwas länger dauert, bis ich

Yuliya geduscht, ihr Haar geföhnt und sie angezogen habe. Je nach Wetterlage gehen wir vormittags entweder raus oder spielen im Wohnzimmer. Dann koche ich für uns und bringe Lena anschließend ins Bett, denn es ist Zeit für ihren Mittagsschlaf. Währenddessen übt Yuliya im Wohnzimmer an ihrem Passivtrainer oder sie telefoniert mit ihrer Mutter. Ich hingegen trainiere auf der Fahrradrolle im Keller, mache mich anschließend frisch und wecke Lena. Sie kann es dann immer kaum erwarten, dass mein Schatz ihr den Pudding gibt. Den Nachmittag verbringen wir häufig bei meiner Oma Rosi. Das Hallo ist immer groß, denn Oma und Enkelin mögen sich sehr. Abends, nach der *Tagesschau*, geht es für Lena ins Bett und Yuliya und ich machen es uns noch vor dem Fernseher gemütlich. Wir drei genießen die Zeit miteinander sehr und sehnen den Tag herbei, wenn sich unser Familienleben nicht mehr aufs Wochenende beschränkt.

Was ich mir wünsche

Yuliya zu begegnen war das Größte, was mir in meinem Leben passiert ist. Es gibt für mich nichts Schöneres, als bei ihr zu sein und so viel Zeit wie möglich an ihrer Seite zu verbringen.

Der Unfall am 16. November 2009, das Hoffen und Bangen, dass sie überlebt, und die Ungewissheit und die Angst um unser Kind waren furchtbar. Doch beide haben überlebt, unsere Tochter Lena ist ein gesundes, glückliches kleines Mädchen, das uns viel Freude bereitet. Sie und Yuliya sind meine beiden Wunder, ich genieße jeden Tag mit ihnen.

Meinem Schatz geht es den Umständen entsprechend gut. Sie macht weiterhin Fortschritte und ich gehe davon aus, dass es in den nächsten Jahren so weitergehen wird. Doch dass Yuliya in ihrem alten Job wieder wird arbeiten können, ist leider nicht anzunehmen. Dafür waren die Kopfverletzungen einfach zu schwer, die Schäden zu groß, auch wenn das menschliche Gehirn ein ganz außergewöhnliches Organ ist. Dieses Potenzial sollte gerade bei jungen Menschen wie Yuliya voll ausgeschöpft werden. Ich erlebe es jeden Tag bei ihr, wie Fähigkeiten neu erlernt werden können. Dafür würde ich mir ganz persönlich wünschen, dass, wenn die Pflegestufe für eine betroffene Person herabgestuft wird und die Krankenkasse dadurch Geld spart, automatisch das eingesparte Geld in vermehrte Anwendungen beziehungsweise Therapien für die Person investiert werden, da wohl Verbesserungen vorliegen und diese dann mehr gefördert werden müssen. Zum Beispiel:

Pflegestufe I: Fünfmal pro Woche Physiotherapie, fünfmal pro Woche Ergotherapie, fünfmal pro Woche logopädische Therapie

Pflegestufe II: Dreimal pro Woche Physiotherapie, dreimal pro Woche Ergotherapie, zweimal pro Woche logopädische Therapie

Pflegestufe III: Zweimal pro Woche Physiotherapie, einmal pro Woche Ergotherapie, zweimal pro Woche logopädische Therapie

Das, was ich meinem Schatz wünsche, ist ein normales Leben. Yuliya soll wieder ihr eigenes, selbstbestimmtes Leben führen. Sie soll irgendwann einen halben Tag ohne meine oder die Hilfe anderer zurechtkommen. Auch soll sie sich wieder selbst um ihre Freunde kümmern, soziale Kontakte pflegen, sich mit Natalie zum Kaffee verabreden. Natürlich freut sie sich über den Besuch ihrer ehemaligen Kollegen, doch sie soll wieder Lust darauf verspüren, von sich aus aktiv zu werden und die Initiative zu ergreifen. Und wenn Yuliya wieder arbeiten könnte, etwa zwei halbe Tage in der Woche, wäre das die Kirsche auf dem Sahnehäubchen. Doch so weit sind wir noch lange nicht.

Für Menschen wie Yuliya und ihre Angehörigen wünsche ich mir, dass einem das Gesundheitssystem mit seinem bürokratischen Überbau nicht mehr so viele Hürden in den Weg legt. Yuliyas Unfall war eine Zäsur. Diesen Einschnitt zu begreifen, lebenswichtige Entscheidungen zu treffen und mit der Situation insgesamt klarzukommen war schon schwer genug. Doch diese Flut an Anträgen und Formularen, diese langen Wartezeiten sind eine wahnsinnige Belastung. Ohne kaufmännische Vorbildung, wie meine Mutter sie hat, viel Zeit und Geduld ist man hoffnungslos verloren. Es kann nicht sein, dass Betroffene auf jemanden angewiesen sind, der wie ich alles daransetzt, dass die beste Versorgung und das Maximum an Therapien zur Anwendung kommen. Insbesondere für junge Patienten wie Yuliya, wo noch viel möglich ist und die ihr Leben noch vor sich haben, wird meiner Meinung nach zu wenig gemacht. Es darf auch nicht sein, dass Angehörige eine Familie haben müssen, die sich so einsetzt wie meine. Dass es seitens der Krankenkasse zu Versäumnissen kam, ist ärgerlich, doch wir sind alle nur Menschen. Ich bin froh, dass wir inzwischen eine Ansprechpartnerin haben, die Yuliyas Fall kennt und sich zeitnah kümmert.

Wir haben wahrlich viel durchgemacht, ich wünsche es niemandem. So schmerzhaft diese Erfahrung für uns alle war, vielleicht kann sie einen Anstoß geben, damit sich das System ändert. Ein gesellschaftlicher Wandel passiert nur, wenn wir ihn wollen.

Ketternschwalbach, im Dezember 2011

NACHTRAG

Anders als ein Buch, das irgendwann abgeschlossen ist, geht das Leben weiter. Ich konnte meinen Verlag dankenswerterweise davon überzeugen, meine Ausführungen zu ergänzen, bevor das Manuskript in Druck geht.

Am 27. Dezember – wir waren gerade auf dem Weg nach Spanien – klingelte mein Telefon. Meine Eltern waren mit Lena schon in ihrem Haus und Yuliya und ich waren eben erst losgefahren. Es war der Medizinische Dienst der Krankenkassen, um einen Termin zu vereinbaren. Ein gutes Jahr zuvor hatte man meinen Schatz begutachtet und der Pflegestufe III zugewiesen. Das wollte man nun überprüfen und noch in dieser Woche vorbeikommen. Ich sagte der Anruferin, dass wir auf dem Weg in den Urlaub und erst am 6. oder 7. Januar wieder zurück seien. Wir verblieben so, dass sie sich nach unserer Rückkehr noch mal meldete, um telefonisch einen Termin auszumachen.

In Spanien verbrachten wir erholsame zehn Tage. Abgesehen davon, dass wir alle einen kleinen Infekt hatten, ging es uns sehr gut. Wir waren viel draußen, unternahmen Ausflüge und unsere Lena tollte am Strand herum. Unsere Erholung ging so weit, dass Yuliya und ich den Jahreswechsel verschliefen, das Jahr 2011 hatte es in sich gehabt.

Am 6. Januar trafen wir abends gegen 20.30 Uhr zu Hause ein. Der Briefkasten, den ich am allerwenigsten vermisst hatte, quoll fast über. Darunter befand sich ein Schreiben vom Medizinischen Dienst der Krankenkasse, worin man uns mitteilte, dass die Pflegekasse ihn damit beauftragt hätte, Yuliyas Pflegebedarf festzustellen. Als Termin nannte man uns Montag, den 9. Januar, zwischen 8 und 14 Uhr. In diesem Zeitraum sollten wir beide anwesend sein, feste Uhrzeiten zur Begutachtung seien nicht möglich, weil sich die Hausbesuche »immer an der individuellen Situation und Problematik der Pflegebedürftigen orientieren«. Die Bearbeitungszeit würde sich verlängern, sollten wir aus »zwingenden Gründen« absagen müssen. Meine Erholung war schlagartig dahin. Nicht einen Werktag hatte man mir Zeit gelassen, um den für diesen Termin erforderlichen Urlaub zu nehmen, denn ich bin ja derjenige, der Yuliya zu Hause pflegt. Ich ärgerte mich maßlos und ließ das Ganze am Wochenende etwas sacken, um nicht zu heftig zu reagieren. Die E-Mail, die ich Sonntagabend schrieb, hatte es dennoch in sich, denn in meine Wut mischte sich die Angst, man könnte Yuliya die Pflegestufe III aberkennen. In meiner Nachricht an den MDK wies ich noch darauf hin, dass sich am Bedarf nichts geändert haben könnte, da die Heidelberger Klinik es wegen zu geringer Fortschritte abgelehnt hätte, eine Verlängerung der stationären medizinischen Leistungen für meinen Schatz zu beantragen, weil sie Ärger mit dem Medizinischen Dienst befürchtete.

Drei Tage später erhielten wir eine Antwort, der Inhalt des Schreibens war fast identisch mit dem vorherigen – bis auf den Termin, nun nannte man uns den 19. Januar, ebenfalls zwischen 8 und 14 Uhr. Da ich an dem Tag Spätdienst hatte und nicht vor 19 Uhr zu Hause sein konnte, bot ich ein Treffen für die Folgewoche an, denn dann würde ich rechtzeitig zu Hause sein können. Wenige Tage später rief mich ein Sachbearbeiter der Krankenkasse an. Er wies mich darauf hin, dass ich als Yuliyas gesetzlicher Vertreter verpflichtet sei, mit dem Medizinischen Dienst der Krankenkassen zusammenzuarbeiten. »Dazu bin ich grundsätzlich bereit, doch aufgrund meiner Erwerbstätigkeit kann ich erst nach Feierabend«, erwiderte ich. Er meinte, dann sollte ich eben entweder Urlaub nehmen oder früher Feierabend machen. Ich machte ihm klar, dass ich weder das eine noch das andere tun würde. Daraufhin beendeten wir das Gespräch, denn es führte zu nichts. Mein Ärger darüber, dass ich mir extra Urlaub nehmen sollte, war so groß, dass ich mich umgehend mit seiner Vorgesetzten in Verbindung setzte. Sie versprach mir, sich der Sache anzunehmen, was dazu führte, dass der MDK am 27. Januar zwischen 16 und 17 Uhr zu uns kam. Das Ergebnis war, dass Yuliya die Pflegestufe III genommen werden und in Pflegestufe II eingestuft werden sollte. So der letzte Stand beim Schreiben des Buches.

Ich habe in meinem Buch ja schon oft erwähnt, dass für Yuliya die Reha in Heidelberg wegen zu geringer Fortschritte nicht mehr verlängert wurde. Daraufhin habe ich Yuliya zur ambulanten Reha in Bad Camberg selbst angemeldet und (selbst) bezahlt. Auf der einen Seite wird uns nichts mehr gegeben, wegen »zu geringer« Fortschritte, und kurze Zeit später wird uns die Pflegestufe III genommen. Das passt in meinen Augen nicht zusammen. Ich kann das nicht oft genug sagen. Yuliya ist 33 Jahre alt.

MEIN DANK AN ALLE DIE, DIE UNS UNTERSTÜTZT UND UNS MUT GEMACHT HABEN

Vielen Dank an die Ersthelfer, die unglaublich schnell und richtig gehandelt haben. Ihr habt einen tollen Job gemacht.

Vielen Dank den Ärzten und Pflegerinnen und Pflegern der Horst-Schmidt-Klinik, die rund um die Uhr für Menschen in Not einen unglaublich tollen Job machen. Diese Menschen erarbeiten sich ein unglaubliches Wissen und arbeiten mit einer unglaublichen Technologie, um Menschen das Leben zu retten. Vielen Dank auch den Ärzten und Pflegerinnen der Gynäkologie und der Kinderstation der Horst-Schmidt-Klinik, die auf unser ungeborenes Baby aufgepasst, dann zur Welt gebracht und mir die ersten Handgriffe gezeigt haben!

Vielen Dank den Ärzten, Pflegerinnen und Pflegern der neurologischen Rehaklinik Bad Camberg. Die Ärzte, die sich um Yuliya gekümmert haben, die mit ihr auch immer wieder etwas anderes versucht haben, um sie wieder in ihr Leben zurückzuholen. Ein ganz großes Dankeschön den Pflegerinnen und Pflegern, die bestimmt an vielen Tagen an ihre Grenzen kommen. Sie kümmern sich auf unglaubliche Weise um unsere Mitmenschen, die vielleicht einfach nur Pech gehabt haben und nach einem Unfall oder Krankheit auf Hilfe angewiesen sind. Dieser Dank kann nicht groß genug sein.

Vielen Dank meinem Arbeitgeber, der von Anfang an für mich da war und der auf unglaubliche Weise hinter mir stand. Dank vor allem auch meinen Kollegen, die mich in mancher Situation aufgefangen haben und auch immer für mich da waren.

Vielen Dank dem Arbeitgeber von Yuliya, der auch bis heute für uns da ist. Yuliya ist bis heute nicht gekündigt, regelmäßig besuchen uns die Kollegen und wir sind gerne zu Besuch in der Bank. Auch diese Unterstützung ist unglaublich.

Vielen Dank an unseren Hausarzt Herrn Dr. Rußler aus Bad Camberg, der uns ebenfalls auf unglaubliche Weise unterstützt hat und der weit über seine Arbeitszeit hinaus für uns da war. Danke auch an unseren Neurologen Dr. Beul aus Limburg, der uns von der Krankenkasse vermittelt wurde. Dieser Neurologe hat ebenfalls sehr viel für uns getan und uns unterstützt, wo es nur ging. Dieser Arzt schaut über den Tellerrand hinaus, woran sich manch anderer Arzt ein Beispiel nehmen sollte. Diesen Ärzten hat Yuliya viel zu verdanken.

Vielen Dank an alle Ärzte, die uns unterstützen, die oft sagen: »Wir würden gerne mehr machen, aber unser Gesundheitssystem bindet uns die Hände.« Vielen Dank auch unserer Krankenkasse. Zwischen uns ist es nicht immer rundgelaufen, es war nicht immer einfach und ein harter Kampf. Dennoch hatte ich überwiegend das Gefühl, dass man uns helfen möchte, und auch wenn mal ein Nein kam, wurde mir gesagt: »Herr Almoril, Sie müssen das so oder so machen, dann bekommen Sie das ›Ja‹!« Und ich habe bis heute alles bekommen, was ich für Yulyia benötigt habe. Ein ganz großes Dankeschön.

Über meine tolle Familie brauche ich, glaube ich, nicht viele Worte zu verlieren! Dank ihnen konnte ich so powern und Berge versetzen.